KB269671

10-Day 그린 스무디

10-Day Green SMOOTHIE CLEANSE
그린 스무디

JJ 스미스 지음

손유나 번역·감수

살림

건강과 행복한 삶을 위한 최고의 습관,
10일 그린 스무디 클렌즈

이제 대한민국의 식습관은 채소와 나물을 많이 먹는 전통적인 한식에서 멀어져, 고도 비만이 사회적인 문제까지 대두되고 있는 서양의 식습관과 급속도로 닮아가고 있습니다. 밥보다 피자나 햄버거로 한 끼 식사를 때우는 사람들이 많아졌으며, 그에 따라 점점 비만에 시달리는 사람들도 늘어나고 있지요. 문제는 일단 비만이 고도 비만으로 들어서게 되면 운동요법으로도 살을 빼기가 어렵다는 점입니다. 게다가 비만은 자존감까지 빼앗아가서 심리적으로도 우리를 매우 힘들게 합니다.

비만 클리닉 전문가인 저는 비만이 얼마나 심각한 문제를 가져오는지 누구보다 잘 알고 있으며, 비만에 시달리는 분들이 심리적으로 얼마나 큰 압박을 받고 있는지 항상 현장에서 느끼고 있습니다. 안타까운 것은 사람들이 전문가의 제대로 된 조언 없이 주변 사람들에게서 전해 듣거나 각종 매체에서 소개되는 솔깃한 다이어트 방법에 곧바로 뛰어든다는 점입니다. 극단적인 다이어트로 인해 건강에 심각한 위협을 받는 경우도 많이 봤습니다.

한편 다이어트로 살을 뺀 많은 분들이 요요현상을 경험하게 됩니다. 굳은 각오와 뼈를 깎는 노력으로 살을 빼기는 했지만 식습관이나 생활습관이 바뀌지 않은 탓에 얼마 지나지 않아 원래대로 다시 살이 찌기 때문이지요. 그런 경우 대개는 비만에서 벗어나 아름답고 건강한 몸을 만들겠다는 다이어트 초반의 의지와는 달리, 근육량 저하와 기초대사량 감소 등으로 오히려 조금만 먹어도 살이 찌는 체질로 바뀌기 쉽습니다.

『10-Day 그린 스무디』는 그런 비만의 위협에 가장 손쉽게 대처할 수 있는 방법입니다. 미국 아마존에서 2년간 건강 분야 베스트셀러 1위를 기록한 이 책은 수은 중독에 시달리던 저자 JJ 스미스가 자신의 몸을 건강하고 아름답게 회복한 10일간의 그린 스무디 클렌즈 프로그램을 담고 있는데요. 이 책을 꼼꼼하게 읽어보고 정확히 따라 하면 상당히 긍정적인 효과를 얻을 수 있을 겁니다.

서구화된 식습관을 가진 분들이 부족하게 섭취하기 쉬운 잎채소를 과일과 함께 갈아서 만든 그린 스무디 안에는 다양한 영양소와 건강에 필수적인 각종 비타민 등의 성분이 풍부하게 담겨 있습니다. 즙을 내는 것이 아니라 갈아서 만들기 때문에 섬유질이 다량 함유되어 있어 배고픔을 느끼지 않게 해주고요. 그래서 다이어트를 원하는 분들에게 굶지 않고도 빠른 체중 감량 효과를 가져다줄 수 있습니다.

무엇보다 『10-Day 그린 스무디』는 단순히 살을 빼는 데 그 목적이 있기보다 몸에 쌓인 체내 독소를 씻어내고 건강한 음식을 우리 몸이 찾도록 입맛을 바꾸는 데 초점을 맞춘 건강한 다이어트 프로그램이라는 점이 매력적입니다. 10일간의 그린 스무디 클렌즈를 끝내고 난 이들은 한결같이 자신의 몸을 더 사랑하게 되고 자신이 먹는 것에 대해 더욱 의식적으로 바뀌었다고 고백합니다. 식습관을 포함한 생활습관, 삶을 대하는 태도까지 변화시키는 프로그램이기 때문에, 건강한 식습관과 생활습관을 지속할 수 있도록 해주는 것이지요. 그렇기 때문에 요요현상을 겪게 될 위험도 현저히 줄어들게 됩니다. 미국뿐 아니라 프랑스와 이탈리아, 독일에서도 선풍적인 인기를 끄는 이유가 바로 여기에 있습니다.

게다가 다양한 재료를 이용해 자기 입맛에 꼭 맞는 스무디를 개발할 수도 있고, 책에도 100여 가지의 다양한 스무디 레시피가 소개되어 있어서, 지루하지 않게 10일간의 클렌즈 과정을 마칠 수 있게 되어 있는 것도 큰 장점입니다. 풀 클렌즈(Full Cleanse, 매일 세 잔의 스무디, 간식, 물을 마신다) 버전과 그것보다는 조금 가볍게 할 수 있는 모디파이드 클렌즈(Modified Cleanse, 매일 두 잔의 스무디, 간식, 물

그리고 한 끼의 건강식을 먹는다) 버전을 제시해놓아서, 10일간의 그린 스무디 클렌즈를 마치고 난 뒤에도 건강한 식습관을 지속해나가도록 유도하고 있습니다.

자신의 몸을 사랑한다면 보다 정확한 정보와 현명한 판단이 선행되어야 합니다. 빠른 체중 감량이 가능하다는 이유로 위험한 다이어트에 현혹될 것이 아니라, 근본적으로 비만의 원인을 찾아 좋지 않은 습관을 바꾸고 몸에 좋은 습관을 들여 지속해나가야 합니다. 하루 이틀 만에 끝나는 솔깃한 다이어트보다 건강함을 추구하는 올바른 방법을 선택하고 그것을 지속적으로 해나가면서 삶의 변화를 추구하는 것이 바람직합니다.

그런 측면에서 이 책 『10-Day 그린 스무디』는 여러분에게 날씬하고 가볍고 아름다운 몸과 함께 더 활력 있고 건강한 일상을 선사할 것이라 믿어 의심치 않습니다. 각종 패스트푸드와 정크푸드에 찌든 우리 몸을 가장 빠르고 안전하고 편하게 씻어낼 수 있는 방법이니까요. 그린 스무디 한 잔을 여러분께 권합니다. 건강과 행복을 선사하는 최고의 습관이 될 겁니다.

연세 손유나 클리닉
원장 손유나

'10일 그린 스무디 클렌즈'의
세계에 오신 것을 환영합니다!

몸을 날씬하고 건강하고 생기 있게 만들기 위해 노력하고 있는 당신, 축하한다. 이 책을 통해 당신은 자신의 건강에 주도권을 갖게 될 것이기 때문이다. 당신 역시 내가 겪은 것처럼 10일 그린 스무디 클렌즈를 통해 지금보다 훨씬 더 건강하고 아름다워질 것이고, 항상 활력 있고 에너지가 넘치는 느낌을 갖게 될 것이다.

사실 과체중과 싸우는 일은 매우 큰 도전이다. 종종 좌절감에 빠지기도 하고, 감정적으로도 지치기 쉽다. 살을 빼기 위해 여러 가지 새로운 다이어트 방법이 소개되곤 한다. 마법의 약인 것처럼 광고하는 다이어트 약도 넘쳐난다. 잠깐만 따라 해도 금방 살이 빠진다는 운동요법도 무척 많이 소개되고 있다. 다이어트 방법은 다양하며, 다이어트 산업 또한 갈수록 거대해지고 있다. 하지만 그럼에도 불구하고 사람들은 해가 갈수록 살이 찌고 과체중이 되어간다.

게다가 더욱 슬픈 현실은 다이어트에 성공한 사람들 중 약 95% 정도가 3년에서 5년 만에 다시 원래의 몸무게로 되돌아간다는 사실이다. 어떤 특정한 다이어트를 한다거나 살 빠지는 약을 먹는다거나, 또는 특별한 운동요법을 한다고 해서 다이어트를 한 몸이 유지되는 것은 아니라는 말이다. 따라서 당신은 체중을 감량하고 살을 뺀 뒤, 그 몸을 유지하기 위해서는 생활방식의 과감한 변화가 있어야 한다는 사실을 먼저 깨달아야 한다.

생활방식의 변화란 무엇일까? 우선 살을 뺀다는 생각 자체를 잊어야 한다. 누구나 다이어트에 '돌입'하면 어느 순간 '그만'두어야 한다. 전형적인 다이어트 방법은 기간을 정해놓고 시작하기 때문이다. 그럴 경우 다이어트를 그만두면 다시 살이 찌기 시작하면서 원래 모습으로 되돌아간다. 그게 늘 문제다! 하지만 10일 그린 스무디 클렌즈를 경험하면 건강한 음식을 추구하는 미각을 갖게 된다. 몸에 안 좋은 음식을 먹는 대신 건강에 좋고 몸에 활력을 주는 음식을 찾게 된다. 그리고 많이 먹지 않게 된다. 그렇게 당신의 생활방식 자체가 변화하게 된다. 당연히 다이어트를 해야겠다는 생각이 들지 않게 되는 것이다.

살을 빼는 첫 번째 단계는 '해독'이다. 해독 과정을 거치지 않았기 때문에 수백만 명의 사람들이 체중을 줄이는 싸움, 그 체중을 유지하는 싸움에서 늘 지고 만다. 체중이 늘어나는 데는 많은 요인이 있다. 그런데 전형적인 다이어트 방법에서 가장 간과되는 것 중 하나가 바로 몸속에 지나치게 쌓여 있는 독소다. 우리는 매일 독소를 섭취한다. 정크푸드나 인공적으로 가공된 음식 등을 섭취하다 보면 수많은 독소가 우리의 체내 지방 세포 안에 쌓이게 된다. 그렇게 지방 세포 안에 저장된 독소는 다이어트만으로는 없앨 수 없다.

따라서 체중을 줄이고 건강한 몸을 갖기 위해서는 우선 몸속의 독소를 제거하는 일부터 해야 한다. 지방을 빼는 동시에 몸에서 독소를 제거하는 것이 가장 효율적인 다이어트 방법이다. 그럴 때 우리 몸은 건강해지고 삶 자체의 질이 향상되는 것이다.

나는 영양학자이자 공인된 비만 전문가다. 『굶거나 운동하지 않고 살 빼는 방법』을 써서 베스트셀러 작가가 되었고 DEM(Detox Eat-Move)이라는 해독 시스템을 고안해냈다. 나와 함께 수년간 수많은 사람이 억지로 굶지 않으면서도 행복하게 살을 빼고 다이어트를 했다. 그리고 그들은 다시 섹시해질 수 있었다. 나는 DEM 시스템을 고안하면서 몸에 축적된 독소를 해독하고 사람들의 입맛을 몸에 좋은 음식을 찾도록 되돌리는 데 초점을 두었다. 신선하고 몸에 좋은 음식을 우리 몸이 원하게 만들고자 했다. 당신도 나와 함께 10일 그린 스무디 클렌즈를 따라 해보라. 굶지 않고 즐겁게 당신의 미각을 바꿀 것이다. 아울러 건강한 몸과 날씬한 몸매 역시 갖게 될 것이다.

나를 기적처럼 변화시킨 10일 그린 스무디 클렌즈

수은 중독에 걸려 침대에 늘어져 있던 나를 회복시킨 것이 바로 10일 그린 스무디 클렌즈였다. 나는 수년 동안 깨끗하고 건강한 음식을 먹어왔기 때문에 그전까지는 건강에 아무 문제가 없었다. 그러다 2013년 충치를 치료받으면서 치아에 때워 넣은 아말감 충전재 때문에 수은 중독에 걸려 침대 신세를 지게 됐다. 뇌, 내장, 간, 신장 등의 수은 농도가 너무 높았기 때문에 나는 두 달 동안 침대에서 아예 나오지 못했다. 침대 정리 같은 간단한 일조차 제대로 할 수가 없었다. 건강과 활력을 어떻게 다시 찾을지 암담하기만 했고, 점점 의욕조차 잃어갔다.

그렇게 길고 더딘 회복 과정을 거치면서 나는 건강한 몸을 되찾기 위해 뭔가를 해야만 했다. 병상에 누워 있을 때 쪘던 약 9kg의 살도 빼야 했다. 그 무렵 나는 신선한 생채소가 어떻게 몸을 치료하는지를 배우게 되었다. 그것은 굉장한 깨달음이었다. 나는 몸의 독소를 없애는 것이 얼마나 중요한지 잘 알고 있었다. 그렇기 때문에 수은 중독으로 인해 내 몸에 축적된 불순물과 노폐물을 없애기에 '채소'만한 것이 없다는 확신이 들었다. 나는 곧바로 10일 그린 스무디 클렌즈 개발에 나섰다.

나는 프로그램을 개발하자마자, 주변의 가족과 친지, 친구들에게 이 프로그램을 실행해줄 수 있느냐고 물었다. 놀랍고도 기쁘게 그들 모두는 흔쾌히 실행해보겠다고 했다. 우리는 서로에게 동기를 부여하기 위해 페이스북에 그룹을 만들었고 우리가 실행하는 프로그램을 페이스북 그룹을 통해 다른 사람들에게 알렸다. 결과는 놀라웠다. 두 달도 안 되어서 페이스북 그룹에 가입한 사람이 10,000명을 넘어섰다. 10일간의 그린 스무디 클렌즈를 실행한 결과가 경이로울 정도라는 글이 수없이 올라왔다. 단지 10일 만에, 대부분의 사람들은 약 4.5~7kg 정도를 감량했고, 몸에 에너지와 활력을 되찾았으며, 건강 상태가 개선됐고, 수년간 가장 좋은 컨디션을 갖게 되었다고 고백했다.

나 역시도 마찬가지였다. 첫 번째 클렌즈를 마쳤을 때, 체중이 5kg 정도 빠졌다. 몸에 활력이 솟았고, 피부는 몰라보게 빛이 났으며, 부기도 개선되었다. 마치 새로 태어난 것 같았다. 그리고 이제는 다시 뭔가를 할 수 있을 것 같았다. 클렌즈를 시작하기 전엔 수은 중독에서 벗어나려고 하루에 24가지 보충제를 먹어야 했는데, 클렌즈 과정을 마친 후로는 하루에 딱 4알만 먹으면 충분할 만큼 몸이 회복됐다. 마침내 나는 10일 그린 스무디 클렌즈 덕에 내 인생의 꿈과 목표에 다시 집중할 수 있을 만큼 건강을 되찾게 되었다.

10일 그린 스무디 클렌즈는 사람들이 체중을 줄이는 데 도움을 줄 뿐만 아니라 온몸에 활기가 돌게 하고 몸에 안 좋은 음식이 당기는 것을 줄여줌으로써 당신의 몸이 건강해지도록 하는 해독 프로그램이다. 즉, 10일 동안 특정한 음식을 먹지 않음으로써 몸이 해독되고, 건강하고 영양이 풍부한 음식을 원하도록 입맛을 바꾸

어준다. 그렇기 때문에 클렌즈 과정을 마치면 다시는 칼로리를 계
산하거나 복잡하고 비싼 식사 계획을 세울 필요가 없다. 음식의 양
을 잴 필요도 없다. 우리 몸이 자연스럽게 몸에 좋은 천연 식품을
스스로 찾게 되기 때문이다.

　10일 그린 스무디 클렌즈를 통해, 당신은 당신의 세포와 장기들
을 클렌즈하는 동시에 몸에 필요한 양질의 영양분을 얻게 될 것이
다. 비타민, 무기질 외에 다른 영양소도 체내에 더 효과적으로 흡수
되게 될 것이고, 피부는 다시 태어난 듯 더욱 젊어 보일 것이다. 우
리를 더 나이 들어 보이게 하는 것은 몸속에 축적된 불순물과 노폐
물이다. 안티에이징 크림을 사용하거나 성형 수술을 받더라도 몸
속 불순물과 노폐물을 깨끗이 비워내지는 못한다.

　하지만 그린 스무디 클렌즈를 하면 몸속 불순물과 노폐물이 몸
밖으로 빠져나가기 때문에 당신의 세포가 더 탄력 있고 건강해진
다. 그래서 피부도 더 어려 보이는 것이다. 노화가 둔화되고 잃어
버렸던 윤기를 되찾게 될 것이고, 건조한 피부와 푸석푸석함, 주름
까지도 엷어지기 시작할 것이다. 10년 전으로 돌아간 것 같은 외
모를 갖는 것도 가능해진다. 클렌즈를 하면 할수록 나이가 드는 게
아니라 더 젊어지고 있는 것처럼 느껴질 것이다.

　나는 이와 같은 그린 스무디와 사랑에 빠졌다. 기적 같은 효능을
너무 잘 알기 때문이다. 전 세계의 수많은 사람에게 이 효능을 알
리고 싶다. 지금도 매일매일 10일 그린 스무디 클렌즈는 정말 많은

사람의 인생을 바꾸어주고 있다. 우리 가족과 친구들은 말할 것도 없다. 나는 그린 스무디를 알게 된 수천 명의 사람들로부터 감사인 사를 이미 받은 바 있다. 사실 그린 스무디를 체험한 사람은 누구나 다른 사람들과 경이로운 결과를 나누지 않고는 못 견딜 것이다.

나는 지금도 매일 그린 스무디를 마신다. 그리고 내가 할 수 있는 한 많은 사람에게 그린 스무디를 알리기 위해 혼신의 힘을 다하고 있다. 이제 당신 차례다. 당신도 나와 함께 몸의 병을 낫게 하고 체중을 줄이고 활력 있는 몸을 만드는 이 여행에 동참하길 바란다.

단 10일 만에 당신의 건강을 바꿀 수 있는 놀라운 방법이다. 지난 몇 년간 경험해본 적이 없는, 더 날씬해지고 더 섹시해지고 더 건강해진 자신의 모습을 발견하게 될 것이다. 자, 지금부터 10일이다. 10일간의 그린 스무디 클렌즈를 당장 시작해보자. 놀라운 결과를 얻게 될 것이다.

목차

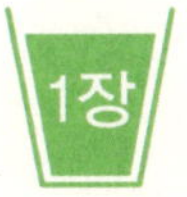

10일 그린 스무디 클렌즈란 무엇인가

10일 그린 스무디 클렌즈는 잎이 많은 채소와 과일, 물로 구성된 10일짜리 해독 프로그램이다. 10일 동안 그린 스무디를 마시는 것만으로도 우리 몸은 활기차고 건강하게 바뀌게 된다. 이 프로그램을 통해 당신은 아마 그린 스무디 마시는 것을 즐기게 될 것이다. 우선 먼저 당신의 몸이 그린 스무디를 반길 것이다. 체중이 줄고, 몸에 활력과 에너지가 넘치는 반면, 음식에 대한 갈망은 줄어들 것이다. 정신이 맑아지고, 소화 기능과 전반적인 건강 상태가 좋아질 것이다. 지금부터 소개하는 10일간의 그린 스무디 클렌즈를 잘 따라 해보라. 당신의 삶 자체가 긍정적이고 행복하게 바뀔 것이다.

- 체중 감소(약 4.5~7kg 감량)

- 몸의 활력과 에너지 증가

- 맑아진 정신

- 수면 개선

- 식욕 감소

- 소화 개선

- 부기 감소

우리 몸을 해독해야 하는 이유

살이 찌는 데는 다양한 원인이 있다. 그런데 사람들은 그중에서 체내 독소의 영향을 쉽게 간과한다. 사실 체내에 독소가 많이 쌓여 있으면 살 빼기가 어렵다. 몸에 독소가 많이 쌓이면 에너지가 칼로리를 태우는 데 사용되는 대신, 독소를 해독하는 데 죄다 쓴다. 다시 말하면 몸이 독소와 싸우느라 진이 빠져서 칼로리를 태워 없앨 힘이 없다는 뜻이다. 하지만 몸이 독소를 효율적으로 씻어내버리면, 에너지는 곧바로 지방을 태우는 데 사용한다.

그런데 일반적인 다이어트 방법으로는 체내의 독소를 제대로 해독하기가 힘들다. 몸속의 독성 노폐물은 어지간한 운동요법이나 원푸드 다이어트 등으로는 잘 씻겨나가지 않기 때문이다. 식사량을 줄이고 칼로리를 낮추는 것만으로는 몸의 독소가 빠져나가지 않는다. 그렇기 때문에 다이어트로 살을 뺐더라도, 몸의 시스템이 노폐물이나 독소에 여전히 영향을 받고 있다면 다이어트로 줄어든 체중을 지속적으로 유지할 수 없다.

따라서 제대로 된 다이어트를 위해서는 반드시 몸속의 독소를 먼저 제거해야 한다. 그래야 섭취한 음식이 몸속에 노폐물로 쌓이지 않는다. 아울러 몸의 신진대사가 활발해지고 다시 살이 찌지 않는다.

만약 당신이 부기, 변비, 소화불량, 기력 저하, 피로감, 우울증, 체중 증가, 만성적 고통, 감염, 알레르기, 두통 등에 시달린다면 그것은 당신의 몸속에 지나치게 많은 독소가 쌓여 있다는 신호인 것이다.

당신에게는 얼마나 많은 체내 독소가 쌓여 있을까

다음의 질문에 답해보자. 당신의 몸속에 얼마나 많은 체내 독소가 쌓여 있는지 알 수 있다.

각 질문을 읽고 '예'라고 답한 문항마다 1점씩 매긴다.

1. 달콤한 디저트, 빵, 파스타, 백미(또는 감자)가 당기나요?

2. 가공식품(레토르트식품, 스팸, 베이컨, 통조림 수프, 편의점 음식 등)이나 패스트푸드를 일주일에 적어도 세 번 이상 먹나요?

3. 커피 등 카페인이 들어 있는 음료를 매일 두 잔 이상 마시나요?

4. 다이어트 탄산음료나 인공 감미료를 하루에 한 번 이상 먹나요?

5. 하루에 8시간보다 적게 자나요?

6. 깨끗하고 좋은 물을 하루에 1.8L보다 적게 마시나요?

7. 연기, 화학물질, 매연에 민감한가요?

8. 항생제, 항우울제, 기타 약물을 섭취한 적이 있나요?

9. 호르몬대체요법으로 피임약이나 에스트로겐을 섭취한 적이 있나요?

10. 질염이 잦나요?

11. 충치 치료재로 때운 치아가 있나요?

12. 상업적인 가정용 세제, 화장품, 데오드란트를 사용하나요?

13. 유기농이 아닌 채소, 과일, 고기를 먹나요?

14. 흡연을 했거나 간접흡연에 노출된 적이 있나요?

15. 과체중이거나 셀룰라이트 지방층을 가지고 있나요?

16. 당신의 직업이 환경 독성 물질에 노출되어 있나요?

17. 대도시나 큰 공항 근처에 살고 있나요?

18. 하루 종일 피곤하고 기운이 빠져 있나요?

19. 집중하기 어려운가요?

20. 식사 후에 붓고, 소화가 잘 안 되고, 자주 뱃속에 가스가 차서 힘드나요?

21. 일 년에 두 번 이상 감기에 걸리나요?

22. 코막힘, 부비강 질환이 재발하나요?

23. 입 냄새가 나고, 혀에 설태가 끼거나, 소변에서 냄새가 많이 나나요?

24. 눈이 충혈되거나 눈 밑에 다크 서클이 있나요?

25. 자주 슬프고 우울한가요?

26. 자주 화가 나고, 조바심이 나고, 스트레스를 받나요?

27. 여드름, 두드러기 발진 등이 있나요?

28. 하루에 한 번도 대변을 못 보거나 지속적인 변비에 시달리나요?

29. 불면증에 시달리거나 숙면을 취하지 못하나요?

30. 시야가 흐리거나 눈이 간지럽거나 따가운가요?

결과

점수가 높을수록 많은 독소를 가지고 있을 가능성이 높다. 따라서 점수가 높을수록 10일간의 그린 스무디 클렌즈를 하면 더 큰 효과를 얻을 수 있다.

- 20점 이상: 꼭 그린 스무디 클렌즈를 하길 바란다. 몸을 해독하면 눈에 띄게 효과를 볼 것이다. 체중도 줄고 건강해지고 활력도 생길 것이다.

우리 몸은 자체적으로 독소를 없앨 수 있는 능력을 가지고 있다. 그러나 우리 몸에 독소가 지나치게 많이 들어오면 해독되지 못하고 지방 세포 안에 쌓인다. 지방 세포는 쉽게 파괴되지 않기 때문에 그 안에 쌓인 독소는 시간이 지날수록 점점 불어난다. 그리고 독소가 쌓일수록 알레르기, 편두통, 중대 질병, 피로감, 기력 저하와 같은 건강상의 문제가 계속 발생한다.

10일 그린 스무디 클렌즈는 바로 지방 세포 안에 쌓인 독소를 씻어내는 프로그램이다. 이 책과 함께 10일간만 그린 스무디 클렌즈를 따라 한다면 기적처럼 건강을 되찾는 경험을 하게 될 것이다. 일단 그 방법을 간단히 소개한다.

1. 매일 하루에 1.5L 정도의 그린 스무디를 마신다. 하루에 필요한 만큼의 스무디를 아침에 준비해서(가능한 한 냉장 보관) 외출 시에도 가지고 나가기 바란다.

2. 사과, 샐러리, 당근, 오이 등 여러 가지 아삭한 채소를 간식으로 먹는
   다(하루 100칼로리). 무가당 땅콩버터, 삶은 달걀, 신선하고 조미가 안
   된 견과류(하루 한 줌) 같은 고단백 간식을 즐긴다.

3. 원할 때마다 허브차를 마시고, 하루에 적어도 8잔(1.8L)의 물을 마신다.

4. 필요에 따라 결장 세척을 한다(5장 참조).

5. 정제된 설탕, 고기, 우유, 치즈, 주류, 맥주, 커피, 탄산음료(다이어트 탄
   산음료 포함), 가공식품, 튀긴 음식, 정제된 탄수화물(흰 빵, 파스타, 도
   넛 등)은 먹지 않는다.

만일 다른 사람들에게서 팁도 얻고 격려와 도움을 얻길 원한
다면, 우리 페이스북(http://www.facebook.com/groups/Green.Smoothie.
Cleanse/)에 꼭 가입하기 바란다.

자, 그럼 건강해지고 살 빠지는 클렌즈 방법 배우기에 시동을 걸
어보자. 멈추지 말고 계속 읽기 바란다!

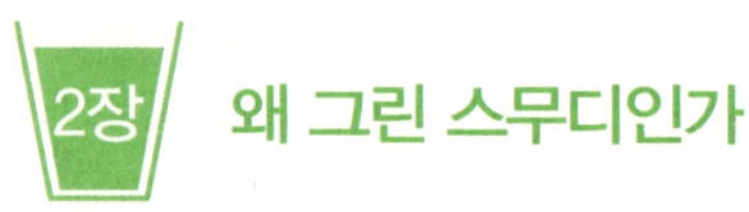

왜 그린 스무디인가

지금 그린 스무디는 전 세계의 헬스 시장을 폭풍처럼 접수하고 있다! 간편하지만 엄청난 효능이 있기 때문이다. 그린 스무디는 유기농, 무공해 잎채소와 물로 구성되어 있으므로 놀라울 만큼 만들기가 간단하다(추천되는 과일과 채소의 비율은 6:4). 이렇게 간단한데도 그린 스무디에는 보다 건강한 삶을 영위할 수 있는 영양이 듬뿍 담겨 있다. 또한 체중 감량, 에너지 증가, 식욕의 감소, 깨끗한 피부 등 그린 스무디를 마시면 엄청난 이점이 뒤따른다.

그린 스무디를 마셔야 하는 10가지 이유

1. 풍부한 영양: 그린 스무디에 든 성분은 모두 천연 그대로의 것이므로 영양이 풍부하다. 고온에서 조리하면 음식에 들어 있는 영양

소가 상당 부분 파괴된다. 반면 그린 스무디는 유익한 비타민, 미네랄, 산화방지제, 항염증 물질, 식물성 영양소, 섬유질, 물, 그리고 많은 유용한 성분이 고스란히 살아 있다. 또 우리 피 속에 있는 헤모글로빈과 구조적으로 유사한 엽록소도 다량 함유되어 있다. 따라서 그린 스무디를 마시는 것은 깨끗한 피를 수혈 받는 것이나 다름 없다.

2. 체중 감량: 만약 체중을 감량하기 위해 노력 중이라면, 그린 스무디는 아주 효과적인 방법이다. 그린 스무디에는 물이 많이 들어 있고, 양껏 먹어도 체중이 늘지 않는 채소가 풍부하게 들어 있다. 또한 포만감을 유지해주고 식욕을 감소시키는 섬유질도 다량 함유되어 있다.

3. 해독 작용: 우리 몸은 자연적으로 독성을 제거하려고 한다. 하지만 어떤 독성을 과다하게 섭취하면 몸의 해독 작용 시스템이 정상적으로 기능하지 못한다. 우리가 알아야 할 진실은 건강을 해치는 독소를 우리 몸이 스스로 제거하고 해독할 수 있게 몸을 변화시킬 수 있다는 사실이다. 더 나은 삶을 살고 더 오래, 건강하게 살기를 원한다면, 몸을 해독하고 정화해야 한다.

섭취한 음식으로부터 필요한 영양소를 얻은 뒤, 남은 음식물 찌꺼기와 소화 과정에서 만들어진 노폐물은 몸 밖으로 배출되어야 한다. 만일 찌꺼기와 노폐물이 적절하게 제거되지 않는다면, 소화되지 않은 음식물이 역류하기도 하고 독소와 노폐물은 체내에 남게 된다. 하지만 그린 스무디를 통해 우리는 우리 몸을 정화시키고, 소화 체계를 조절하고 독성을 없애는 데 필요한 섬유질을 얻을 수 있다. 바로 그 섬유질이 우리 몸을 깨끗하게 해준다.

4. 원기 왕성하며 활력 넘치는 몸: 건강한 몸은 원기 왕성하고, 생명력으로 가득 차 있다. 나는 천연의 건강한 먹거리가 내적·외적인 아름다움의 비밀이라고 생각한다. 자연 그대로의 음식을 먹는다면, 우리는 더 건강하고 더 젊어 보이게 될 것이다. 일단 세포를 깨끗하고 건강하게 유지할 수 있도록 얼마간 그린 스무디를 마시면, 자신의 나이보다 훨씬 활기가 넘쳐 보일 것이다.

인간은 본래 과일, 채소, 씨앗, 견과류 등을 먹으며 살아가게끔 태어났다. 따라서 자연적이고 건강한 음식을 섭취할 때 우리 몸은 건강하고 아름답게 피어나게 된다.

그린 스무디를 마셨을 때 가장 빨리 변화가 나타나는 신체 부위는 바로 피부다. 건강한 먹거리는 당신의 얼굴에서 세월을 지우고, 주름을 제거하고, 검버섯을 희미하게 만든다. 그뿐만 아니라 당신에게 '두 번째 젊음'을 가져다줄 것이다. 피부가 부드러워지고, 여드름도 사라질 것이다. 눈은 밝아지고 빛나기 시작할 것이다. 눈 흰자 위의 노란끼가 사라질 뿐만 아니라 눈의 부기가 가라앉을 것이다. 당신의 몸속 장기 역시 세포가 다시 태어난 듯 더 효과적으로 기능하게 될 것이다.

5. 소화 용이: 그린 스무디는 액체와 비슷한 상태이므로 딱딱한 음식에 비해 소화나 신진대사가 훨씬 더 잘된다. 적절한 양의 과일과 채소를 매일 먹는다고 해서 건강과 행복에 필요한 모든 영양소를 섭취할 수 있는 것은 아니다. 고형물을 효과적으로 소화시키지 못하는 사람의 경우 음식의 영양소는 완전하게 몸에 흡수되지 못한다. 채소를 액체처럼 갈아서 만든 그린 스무디는 그냥 먹는 것보다 훨씬 소화가 잘되고 흡수율이 좋다. 이 책에서 소개하는 맛있는 그린 스무디는 입안에 머무르는 순간부터 그 안에 담긴 영양소가 이미 우리 몸 안에 흡수되기 시작한다.

6. 소화 개선: 오늘날 우리들이 일상적으로 먹는 식단은 속쓰림, 위산역류, 대장염, 크론병, 그리고 민감성 대장증후군(IBS : Irritable Bowel Syndrome) 등의 수많은 소화 장애를 가져오기 쉽다. 이런 소화 장애는 대부분 위산 부족에서 비롯된다. 만약 소화 과정에서 위산이 충분히 생산되지 않으면, 우리가 먹는 음식의 대부분은 가스, 복부 팽창, 기타 소화불량을 일으킨다. 그런 다음 거의 소화되지 않은 상태로 우리 몸의 소화 기관을 거쳐 지나간다. 게다가 더욱 심각한 것은 소화되지 않은 음식이 일단 장에서 한번 문제를 일으키면,

질병으로 이어지는 경우가 많다.

가공식품, 과도한 글루텐과 단백질, 튀긴 음식, 그 밖의 몸에 안 좋은 지방은 이러한 소화 장애의 숨겨진 주요 원인이다. 그런데 그린 스무디는 잘 갈려 있어 소화 체계가 해야 할 대부분의 일을 이미 처리한 상태다. 따라서 소화 기관이 우리 몸에 필요한 영양소를 훨씬 손쉽게 뽑아낼 수 있다.

7. 수화(水和): 체내에 수분이 충분하면 몸에 활력이 솟고, 뇌, 근육, 소화 체계, 면역 체계가 원활히 기능하는 데 도움이 된다. 탈수된 상태로 있는 건 매우 위험하다. 탄산음료나 커피를 마시는 것, 가공 식품을 먹는 것, 그리고 담배를 피우는 행위 등은 종종 우리 몸을 탈수 상태로 만든다. 체내에 수분이 충분한지 알 수 있는 가장 좋은 방법은 소변 색을 확인하는 것이다. 색이 옅거나 노랗고 깨끗하다면 적절히 수화된 것이다. 너무 진한 노란색이어서는 안 된다.

하루 종일 바쁘게 움직이다 보면 물을 마시는 것을 잊어버리기 쉽다. 건강하게 제 기능을 잘하는 몸을 위해서는 물을 충분히 마셔야 한다(참고로 물맛을 좋게 하려면 갓 짠 레몬즙을 넣어보라). 그린 스무디는 물 함량이 높기 때문에 몸에 충분한 수분을 공급하는 데 도움이 된다.

8. 맛있음: 과일의 단맛은 먹기 힘든 채소의 맛을 상쇄시킨다. 그린

스무디를 처음 봤을 때 고개를 돌린 많은 사람이, 맛을 본 뒤로는 푹 빠지게 된다. 심지어 아이들도 이 맛을 좋아한다!

9. 만들기 쉬움: 준비 시간은 5분 남짓이다. 누구나 쉽고 빠르게 만들 수 있다. 저녁에 모든 재료를 준비해두면 아침에는 그것을 믹서 안에 넣고 갈기만 하면 된다. 뒤처리도 간단하다. 믹서를 흐르는 물에 헹구면 끝이다. 준비하고, 갈고, 치우는 데 5분이면 충분하다.

10. 무한대의 레시피: 당신이 시도해볼 수 있는 그린 스무디 레시피가 이 책에만 100개가 넘게 있고 온라인에는 훨씬 더 많이 있다. 당신의 미뢰(맛을 느끼는 감각세포가 몰려 있는 세포)가 절대 지루함을 느낄 새가 없다는 뜻이다. 말 그대로 매일매일 다른 레시피를 선택할 수 있다. 그 가운데 자신에게 잘 맞는 레시피를 모아두면 유용하다. 나 역시 내가 가장 좋아하는 그린 스무디 레시피를 색인 카드에 정리해놓았다. 당신도 수많은 레시피 중에서 당신의 입맛에 꼭 맞는 것들을 얼마든지 찾아낼 수 있을 것이다.

사실 그린 스무디의 장점은 위에서 제시한 10가지보다 훨씬 많다. 이 책을 계속 읽어나가다 보면 그린 스무디의 놀라운 효능과 수많은 장점에 대해 점점 더 많이 알게 될 것이다.

어떤 채소를 넣는 게 좋을까

다음은 그린 스무디에 사용되는 가장 인기 있는 채소의 목록이다.

- 아루굴라 : 비타민 A, 비타민C, 비타민K와 엽산이 풍부해서 뼈와 뇌 건강에 좋다. 풍미가 살아 있고 매운맛이 있다.

- 비트 이파리 : 비타민 K가 풍부하고, 시력 개선, 치매 예방, 면역 체계 강화에 도움을 준다고 알려져 있다.

- 청경채 : 아삭아삭한 식감과 부드러운 맛을 가진 중국 배추다. 비타민A, 비타민C, 칼슘, 산화방지제로 가득 차 있다.

- 근대 : 붉은 줄기, 잎맥, 그리고 꼭지가 눈에 띄는 식물이다. 비트와 비슷한 맛이며 부드러운 질감을 가지고 있다. 암을 예방하는 데 도움을 주고 소화 체계를 정화하는 데 좋다고 알려져 있다.

- 콜라드(쌈케일) : 영양학적으로 케일과 비슷하지만 더 질기고 더 강렬한 맛을 가진 채소다. 콜레스테롤 수치를 낮추는 데 아주 좋다.

- 민들레 잎 : 잔디에 있는 잡초처럼 보이지만, 비타민A와 비타민K가 풍부한 채소다. 소화를 촉진시키며 변비에 좋다.

- 케일 : 이파리의 끝이 주름진 가벼운 채소다. 비타민A, 비타민C, 비타민K 그 외에도 많은 영양소가 함유되어 있다. 전립선암, 난소암, 유방암, 대장암, 방광암의 발병 확률을 낮춘다고 알려져 있다.

- 상추 : 고대 이집트 시절부터 사람들이 애용해온 샐러드 재료다. 필수아

미노산과 비타민을 함유하고 있다. 영양소를 많이 섭취하려면 진한 초록색 잎을 가진 상추를 먹어야 한다. 특히 로메인 상추는 비타민A, 비타민C, 비타민K를 매우 많이 함유하고 있고 엽산이 풍부하게 들어 있다.

- 겨자 잎 : 콜레스테롤 수치를 낮추는 데 효과적이며 리보플라빈, 니아산, 마그네슘, 철분을 제공한다. 수많은 질병을 예방하는 식물영양소의 창고라고 할 수 있다.

- 파슬리 : 산화방지제, 미네랄, 비타민, 섬유질이 매우 풍부하고 노화와 혈당 수치 정상화에 도움을 준다고 알려져 있다.

- 시금치 : 아마 가장 사랑받는 채소일 것이다. 부드러운 맛을 가지고 있으며 다른 채소처럼 쓴맛이 없다. 진한 초록색의 잎에는 오메가3, 칼슘, 마그네슘, 비타민A, 비타민C, 비타민E, 비타민K가 풍부하게 들어 있다. 많은 사람이 그린 스무디를 마시기 시작할 때 시금치로 시작한다.

- 순무 잎 : 약간의 쓴맛에도 불구하고 순무 잎은 매우 맛있다. 건강상으로도 이점이 아주 많은데, 특히 암세포가 커지는 것을 억제하는 효과가 뛰어나다.

부드러운 맛의 채소

- 어린 비트 잎

- 어린 청경채

- 버터 상추

- 당근 잎

- 케일

- 로메인 상추

- 시금치

- 근대

강렬한 맛의 채소

- 아루굴라

- 콜라드

- 민들레 잎

- 겨자 잎

- 래디시 잎

- 괭이밥나물

- 순무 잎

- 물냉이

가는 것과 즙을 내는 것은 무엇이 다를까

주스와 스무디는 각각 건강상의 이점을 가지고 있지만, 대부분의
경우에 가는 것이 즙을 내는 것보다 많은 이득을 제공한다. 스무디

는 즙보다 섬유질이 많고, 포만감이 크며, 만드는 데 돈과 시간이 덜 든다. 스무디는 섬유질 덩어리이므로 한 끼 식사로도 충분하다.

즙을 낼 경우 과육을 버리므로 섬유질이 사라진다. 즙을 내는 것을 더 선호하는 사람들은, 섬유질이 없으면 소화 과정이 덜 필요해서 영양소가 바로 혈류로 향하므로 흡수가 더 잘되고, 이것이 소화 체계와 몸이 치료되도록 돕는다고 주장한다. 하지만 섬유질은 위를 거치는 음식의 이동을 느리게 하고, 당이 너무 빨리 혈류로 들어가지 않도록 해준다. 또한 혈당과 체중 조절에도 도움이 된다. 다시 말해 스무디는 혈당을 정상화하고 탄수화물이 천천히 소화되게 도와준다.

스무디는 주스보다 포만감을 주고 과식하지 않도록 도와주므로 체중 감량에 매우 효과적이다. 많은 사람이 매일 아침 스무디로 식사를 대체하고 있다. 그리고 스무디는 같은 크기의 잔을 채우는 데 필요한 과일과 채소의 양이 주스에 비해 적기 때문에 만드는 비용이 적게 든다. 게다가 스무디를 마시면 포만감을 느끼는 시간이 길어지기 때문에 다른 음식 섭취량도 줄어 식비가 줄어든다.

또한 즙을 내는 것보다 만드는 시간도 적게 들고, 치우는 것도 더 수월하다. 주스를 만들려면 과일과 채소를 즙을 짜는 기계에 들어갈 만한 크기로 작게 잘라야 하고, 한 번에 한 조각씩 넣어야 한다. 반면 스무디를 만들 때는 과일과 채소를 한 번에 믹서 안에 넣을 수 있어 편리하다. 게다가 즙을 짜낸 다음에는 기계를 분리해서 청소한 다음 다시 조립해야 하므로 시간이 많이 걸린다. 믹서는 분리할 필요 없이 단순히 헹구기만 하면 된다. 마카나 아사이베리 같은 건강식품도 믹서에 아주 쉽게 갈리기 때문에 편리하다.

풍부한 단백질

한 잔의 그린 스무디에는 채소가 40%나 들어 있어 단백질이 풍부하다. 채소는 단백질의 재료인 아미노산의 형태로 단백질을 제공한다. 채소는 우리 몸에 필요한 모든 단백질을 만들어주는 아미노산을 풍부하게 가지고 있다. 고기나 다른 육류 제품에 들어 있는 복합단백질에 비해 아미노산은 우리 몸이 활용하기가 쉬운 편이다.

단백질이 들어간 음식을 먹으면 소화 체계는 몸이 사용할 수 있도록 단백질을 개개의 아미노산으로 해체한다. 육류 제품에 들어 있는 단백질은 소화가 잘 안 되고, 조리를 하면 몸이 이를 활용하기 위해서 해체하는 게 더욱 어렵다. 이러한 단백질을 아미노산으로 해체하기 위해 많은 힘이 필요하므로 대부분의 영양소가 여기에 제공된다.

만약 당신이 힘든 일 때문에 추가적인 단백질이 필요하다고 느낀다면, 그린 스무디를 만들 때 믹서에 단백질 가루를 추가하기 바란다.

3장

어떻게 준비할 것인가

자, 이제 당신은 살아가면서 맞닥뜨리는 가장 큰 도전 중 하나와 마주하려 한다. 도전할 준비가 되었는가? 10일 그린 스무디 클렌즈는 정신적으로, 신체적으로, 그리고 영혼까지 당신의 도전 의식을 불러일으킬 것이다. 아주 많은 부분에서 당신의 삶을 바꾸어줄 것이다. 스스로에 대해서, 그리고 당신의 식습관에 대해서 많은 것을 배우게 될 것이고, 음식과 더 나은 관계를 맺는 법도 배우게 될 것이다. 음식과 건강한 관계를 맺는 단 하나의 방법은, 먹거리를 사랑하는 법을 배우는 것이다. 당신이 섭취하는 음식을 당신이 사랑하게 만드는 것이다. 그렇게 섭취된 음식은 당신의 연료가 되고, 영양분을 제공하고, 최상의 건강 상태와 활력을 유지하는 데 도움을 줄 것이다.

10일 그린 스무디 클렌즈를 하는 동안, 당신은 몸에 좋고 영양이 풍부한 음식을 먹게 될 것이다. 그리고 그 음식은 당신을 살아 있다고 느끼게 만들고 활기차게 만들 것이다. 물론 때때로 좌절하거나 포기하고 싶은 기분이 드는 때도 있을 것이다. 그렇지만 계속 잘 따라 하면 당신의 몸이 당신의 노력에 보상을 해줄 것이다. 그리고 그 결과에 아주 놀랄 것이다.

처음 4일 동안이 가장 힘들다. 통곡물이나 그린 스무디에서 칼로리를 얻게끔 몸이 적응해야 하기 때문에, 초반에는 평소 주로 먹던 음식이 당길 것이다. 이건 당연한 현상이니 초기 4일 동안에는 때때로 불편하게 느껴지더라도 몸이 적응하도록 잘 견디기 바란다.

이후 며칠이 지나면 그린 스무디와 그 안에 들어 있는 놀라운 영양소에 몸이 만족할 것이다. 그렇게 되면 당신은 몇 년 만에 처음으로 활력 있고 건강해지는 자신을 느낄 것이다.

10일간 그린 스무디 클렌즈를 하는 동안, 당신은 믹서로 간 음식(그린 스무디), 생과일과 채소, 소금이 가미되지 않은 생견과류와 씨앗만 먹게 되기 때문에 당신의 소화 기관은 훨씬 덜 부담을 느끼게 될 것이다. 그런 틈에 당신의 몸은 독소를 제거하고, 힐링하고, 몸에 필요한 보수 작업을 할 기회를 얻게 되는 것이다.

그린 스무디에 들어가야 하는 것

10일간 클렌즈를 하는 동안, 그린 스무디에는 푸르고 잎이 많은 채소와 과일, 물만 넣기 바란다. 과일은 대개 빨리 소화되지만, 다른 탄수화물류 채소와 섞이면, 위장 안에 있는 다른 음식이 소화되는 동안 그 속에 같이 머무르면서 발효가 되어 가스를 만들고 몸을 붓게 하는 원인이 된다. 이런 현상을 피하려면 10일간 클렌즈를 하는 동안에는 그린 스무디에 고구마 같은 탄수화물류 재료와 비트나 당근처럼 푸른 잎이 많지 않은 채소는 넣지 말아야 한다.

푸르고 잎이 많은 채소에는 엽록소와 다른 중요한 영양분이 많이 들어 있다. 케일, 샐러드용 어린 채소, 아루굴라, 로메인 상추, 민들레 잎, 비트 잎, 콜라드 등이 그런 채소다. 클렌즈 기간 동안에는 가급적 유기농 식품을 사용하는 게 좋다. 만약 유기농 채소나 과일을 살 수 없다면, 채소와 과일에 묻은 농약과 왁스를 최대한 깨끗이 씻어내야 한다.

왁스는 단순히 깨끗이 씻는 것만으로는 완전히 제거하기가 힘들다. 과일이나 채소용 세척제를 이용해 솔로 왁스를 긁어낸 후 깨끗하게 헹구는 것이 좋다. 또 10% 농도의 화이트 식초에 과일이나 채소를 담가두었다가 씻어내는 것도 독성 물질을 줄이는 좋은 방법이다. 그리고 그린 스무디에는 약수나 정수된 물을 사용하기 바란다. 해독과 수화 작용이 더 잘되게 돕는 알칼리수를 사용해도 좋다.

첫째 날을 위한 준비

클렌즈를 시작하기 전에, 즉 새로운 여행을 떠나기 전에 마음의 준비를 하기 바란다. 매일 스스로에게 그린 스무디 클렌즈의 이점에 대해 상기시켜라. 스스로에게 잘할 수 있다고 말해주고, 당신이 가능할 거라고 믿지 않았던 건강함과 활력의 증가를 기대한다고 자신에게 확신시켜라.

밤새 잃어버린 수분을 보충하기 위해 몇 잔의 물을 마시는 걸로 매일 아침을 시작하자. 그다음으로 간과 신장의 클렌즈를 도와주는 허브차도 한 잔 마시자. 허브차를 좀 더 맛있게 하기 위해서 스테비아(칼로리가 거의 없는 단맛 감미료)나 천연 감미료를 넣어도 좋다. 클렌즈 기간 동안 아침마다 물을 많이 마시는 건 굉장히 중요하다. 체내에 수분이 많으면 클렌즈 과정에서 씻어낸 독소를 몸 밖으로 내보내는 데 도움이 된다. 화장실에 자주 가는 것도 10일 클렌즈 기간 중 초반에 일어날 수 있는 일이다.

치수 재고 사진 찍기

몸무게를 재고, 가슴둘레·허리·엉덩이 치수를 재라. 그리고 날짜와 함께 숫자를 기록하자. 어떤 사람들은 몸무게가 많이 빠지고, 어떤 사람들은 신체 치수가 많이 줄어든다. 그러니까 둘 다 재야 한다! 클렌즈를 제대로 하면 대부분 10일 안에 4.5~7kg가량의 몸무게가 줄어들 것이다.

다음으로 전신 사진과 얼굴을 클로즈업한 사진을 찍어라. 그러면 자신의 몸에 일어나는 변화를 모니터할 수 있다. 단순히 체중이 변화되는 것뿐만 아니라, 눈동자의 색이 맑아지고 다크서클이 줄어드는 것, 그리고 푸석했던 피부가 크게 개선되어가는 것을 느낄 수 있을 것이다.

클렌즈는 단지 체중 감량만을 위한 것이 아니다. 건강해지는 것에 관한 일이다. 그러므로 당신의 에너지, 소화, 기분, 정신의 맑음 정도, 피부의 광채까지 모니터하기 바란다. 건강도 챙기고 살도 빼는, 두 마리 토끼를 잡기 바란다. 체중계가 당신의 적이 되게 해서는 안 된다. 체중은 클렌즈 과정 동안 올라갔다 내려갔다 하기도 한다. 하지만 결국에는 줄어들 것이다.

장보기 리스트

한 번에 5일 분량의 과일과 채소를 사도록 추천한다. 다시 말해 10일 클렌즈 기간 동안 두 번만 장을 보기 바란다. 두 가지 리스트가 있다. 첫 번째 리스트는 처음 5일 동안의 클렌즈를 위한 것이고, 두 번째 리스트는 마지막 5일을 위한 것이다.

이 리스트는 당신이 4장에 나오는 10일 그린 스무디 클렌즈를 따라 한다는 가정하에 작성한 것이다.

처음 5일을 위한 음식

- 사과 6개

- 씨 없는 포도 1송이

- 냉동 복숭아 600g

- 냉동 블루베리 600g

- 냉동 딸기 450g

- 냉동 믹스 베리 300g

- 냉동 망고 청크 180g

- 바나나 3개

- 케일 1묶음

- 시금치 600g

- 어린잎채소 모둠 600g

- 스테비아 감미료(칼로리가 거의 없는 단맛 감미료)

- 아마씨 가루 팩(대표적인 항산화 효능 가루)

- 아삭하게 먹을 과일과 채소(사과, 당근, 샐러리 등)

- 간식으로 먹을 소금이 가미되지 않은 생견과류와 씨앗

- 허브차

- 천일염(요오드 처리가 되지 않은 천일염)

- 선택사항 : 유제품이 아닌 식물성 단백질 가루

마지막 5일을 위한 음식

- 냉동 망고 청크 600g

- 냉동 복숭아 600g

- 냉동 파인애플 청크 600g

- 냉동 믹스 베리 300g

- 냉동 블루베리 180g

- 냉동 딸기 180g

- 사과 2개

- 바나나 5개

- 케일 1묶음

- 시금치 600g

- 어린잎채소 모둠 600g

- 아삭하게 먹을 과일과 채소(사과, 당근, 샐러리 등)

- 간식으로 먹을, 소금이 가미되지 않은 생견과류와 씨앗

4장 시작하자! 10일 그린 스무디 클렌즈

그린 스무디 프로그램은 정말로 건강을 바꾸는 경험이다. 엄격한 유형의 풀 클렌즈Full Cleanse와 수정된 유형의 모디파이드 클렌즈Modified Cleanse 중에서 선택하면 된다.

풀 클렌즈는 매일 세 잔의 스무디, 간식, 물과 차로 이루어진다. 이 방식은 건강, 체중 감소 면에서 최대의 효과를 가져다준다. 약 4.5~7kg의 체중을 줄일 수 있다.

모디파이드 클렌즈는 매일 두 잔의 그린 스무디(아침에 한 번, 점심에 한 번)와 건강식으로 구성된 저녁식사, 간식, 물과 차로 이루어진다. 하루에 한 번 먹는 건강식은 샐러드, 볶은 채소, 굽거나 익힌 생선과 닭고기로 구성된다. 모디파이드 클렌즈 역시 영양이 풍부한 스무디를 통해 엄청난 건강상의 이점을 얻을 수 있다. 체중 감소가 급격히 일어나지는 않지만 10일간 약 2.3~4.5kg 정도 줄일 수 있다. 모디파이드 클렌즈는 10일간 풀 클렌즈를 할 수 없는 사람들을 위해 고안되었다. 체중을 많이 줄이기보다는 해독을 원하는 사람들에게 아주 좋은 프로그램이다. 그리고 해독을 처음 하거나 쉽게 차근차근 클렌즈를 할 사람에게 적당하다.

두 가지 클렌즈 중 어느 쪽이라도, 클렌즈를 진행하는 10일 동안에는 백설탕, 고기, 우유, 치즈, 주류, 맥주, 커피, 탄산음료(다이어트 탄산음료 포함), 가공식품, 튀긴 음식, 정제된 탄수화물(흰 빵, 파스타, 도넛 등)을 피해야 한다.

풀 클렌즈 방법

1. **스무디를 마신다**: 매일 세 잔의 그린 스무디를 섭취한다. 아침에 한 잔, 점심과 저녁에 한 잔씩. 배가 고파지면 스무디를 한 모금씩 더 마셔도 된다. 신진대사 레벨이 올라간 상태를 유지하기 위해 서너 시간마다 스무디를 마시거나 간식을 챙겨 먹는다. 스무디는 약 350~500mL의 액체를 포함해야 한다. 외출할 경우에는 아침에 하루 종일 섭취할 양의 그린 스무디를 준비해서 가지고 나간다. 가급적 냉장 보관하는 것이 좋다.

2. 간식을 먹는다: 사과, 샐러리, 당근, 오이 등 아삭한 과일이나 채소를 음식이 당길 때마다 먹는다(하루 100칼로리). 무가당 땅콩버터, 완숙 달걀, 소금이 가미되지 않은 생견과류와 씨앗(하루 한 줌) 같은 고단백 간식을 먹어도 좋다.

3. 물과 허브차를 마신다: 하루에 적어도 8잔의 물(1.8L)을 마시고, 원하는 만큼 허브차를 마신다. 아침에 일어나자마자 허브차를 마시기 바란다. 허브차는 신장, 간, 피부와 같은 해독 기관을 비워주면서 해독 과정을 도와준다.

4. 장이 계속 움직이게 한다: 클렌즈를 하는 동안 장을 비우기 위해 하루 두세 번 정도 배변 활동을 한다(5장 참조).

5. 먹지 말아야 할 음식: 정제된 설탕, 고기, 우유, 치즈, 주류, 맥주, 커피, 탄산음료(다이어트 탄산음료 포함), 튀긴 음식, 정제된 탄수화물(흰 빵, 파스타, 도넛 등)을 먹지 말아야 한다.

모디파이드 클렌즈 방법

1. 스무디를 마시고, 건강식으로 한 끼를 먹는다: 매일 아침과 점심에 한 잔씩 두 잔의 그린 스무디를 마시고, 저녁으로 건강식을 한 끼 먹는다. 건강식은 샐러드, 볶은 채소, 굽거나 익힌 생선과 닭고기로 구성한다. 스무디는 350~500mL의 액체를 포함해야 한다. 외

출할 경우에는 아침에 하루 종일 섭취할 양의 그린 스무디를 준비해서 가지고 나간다. 가급적 냉장 보관하는 것이 좋다.

2. 간식을 먹는다: 사과, 샐러리, 당근, 오이 등 아삭한 과일이나 채소를 음식이 당길 때마다 먹는다(하루 100칼로리). 무가당 땅콩버터, 완숙 달걀, 소금이 가미되지 않은 생견과류와 씨앗(하루 한 줌) 같은 고단백 간식을 먹어도 좋다.

3. 물과 허브차를 마신다: 하루에 적어도 8잔(1.8L)의 물을 마시고, 원하는 만큼 허브차를 마신다. 아침에 일어나자마자 허브차를 마시기 바란다. 허브차는 신장, 간, 피부와 같은 해독 기관을 비워주면서 해독 과정을 도와준다.

4. 장이 계속 움직이게 한다: 클렌즈를 하는 동안 장을 비우기 위해 하루 두세 번 정도 배변 활동을 한다(5장 참조).

5. 먹지 말아야 할 음식: 정제된 설탕, 고기, 우유, 치즈, 주류, 맥주, 커피, 탄산음료(다이어트 탄산음료 포함), 튀긴 음식, 정제된 탄수화물(흰 빵, 파스타, 도넛 등)을 먹지 말아야 한다.

그린 스무디를 위한 10일 레시피

그린 스무디 클렌즈를 위한 10일간의 레시피를 준비했다. 3장의 장보기 리스트를 이용하면 편리하게 모든 재료를 구할 수 있을 것이다.

하루에 한 가지 레시피를 사용하면 10일치 스무디를 만드는 데 충분할 것이다. 클렌즈를 하는 동안 레시피를 너무 많이 벗어나지 않기 바란다. 이 10일 동안의 레시피는 해독, 체중 감량과 함께 당신의 생체 에너지를 높이고 정신을 맑게 하는 데 가장 적합하게 고안되었다. 따라서 클렌즈 과정 중에는 가급적 레시피를 열심히 따라 하는 것이 좋다. 클렌즈 과정이 끝난 후에도 줄어든 체중과 건강을 유지하려면 레시피를 지키는 것이 좋다.

믹서로 갈지 않은 재료는 약 2L 정도 된다. 그 재료를 갈면 믹서의 크기나 수분의 양에 따라 약 1.5L 정도 될 것이다. 스무디의 전체 양을 삼등분으로 나눈 뒤, 한 번 마실 양의 스무디를 서너 시간 간격으로 섭취하자. 배가 고플 때마다 조금씩 더 마셔도 좋다.

하루 마실 분량으로 정해진 양을 전부 마실 수 없을 것 같더라도, 몸이 적절한 영양분을 얻을 수 있도록 적어도 3분의 2 정도는 마시도록 하자. 신진대사 레벨이 올라간 상태를 유지하려면 서너 시간마다 스무디나 간식을 먹는 게 중요하다. 그린 스무디 클렌즈를 해나갈수록 아마 당신은 점점 더 적은 음식을 원하게 될 것이다. 하지만 기억하자. 당신의 몸은 여전히 서너 시간마다 연료(스무디나 간식)가 필요하다.

: 사이즈가 큰 믹서를 가지고 있다면, 하나의 레시피 재료를 한 번에 갈 수 있다. 하지만 작은 믹서를 가지고 있다면, 약 1L만 들어가므로 넘치지 않도록 레시피의 양을 반으로 나누거나 두 번에 나눠서 갈아야 한다.

베리 그린 스무디

Berry Green

시금치 3줌

물 2컵

사과 1개(씨 제거한 뒤 4등분)

냉동 망고 1컵

냉동 딸기 1컵

냉동(냉장) 씨 없는 포도 1줌

스테비아 1패킷(스틱 설탕처럼 한 번 먹을 분량, 달게 하려면 더 넣음)

아마씨 가루 2큰술

선택사항: 단백질 가루 1큰술

잎채소와 물을 믹서에 넣고, 녹즙 같은 농도가 될 때까지 간다. 믹서를 멈추고 나머지 재료를 넣어 부드러워질 때까지 다시 간다.

사과 딸기 스무디

Apple Strawberry

어린잎채소 모둠 3줌

물 2컵

바나나(껍질 벗겨서) 1개

사과 2개(씨 제거한 뒤 4등분)

냉동 딸기 1.5컵

스테비아 2패킷(달게 하려면 더 넣음)

아마씨 가루 2큰술

선택사항: 단백질 가루 1큰술

잎채소와 물을 믹서에 넣고, 녹즙 같은 농도가 될 때까지 간다. 믹서를 멈추고 나머지 재료를 넣어 부드러워질 때까지 다시 간다.

사과 베리 스무디

Apple Berry

어린잎채소 모둠 1줌

시금치 2줌

물 2컵

냉동 블루베리 1.5컵

바나나(껍질 벗겨서) 1개

사과 1개(씨 제거한 뒤 4등분)

스테비아 1패킷

아마씨 가루 2큰술

선택사항: 단백질 가루 1큰술

잎채소와 물을 믹서에 넣고, 녹즙 같은 농도가 될 때까지 간다. 믹서를 멈추고 나머지 재료를 넣어 부드러워질 때까지 다시 간다.

복숭아빛 베리 스무디

Berry Peachy

케일 2줌

시금치 1줌

물 2컵

사과 2개(씨 제거한 뒤 4등분)

냉동 복숭아 1.5컵

냉동 믹스 베리 1.5컵

스테비아 2패킷

아마씨 가루 2큰술

선택사항: 단백질 가루 1큰술

잎채소와 물을 믹서에 넣고, 녹즙 같은 농도가 될 때까지 간다. 믹서를 멈추고 나머지 재료를 넣어 부드러워질 때까지 다시 간다.

복숭아 베리 시금치 스무디

Peach Berry Spinach

시금치 3줌

물 2컵

냉동 복숭아 1컵

냉동(냉장) 씨 없는 포도 1줌

블루베리 1.5컵

스테비아 3패킷(달게 하려면)

아마씨 가루 2큰술

선택사항: 단백질 가루 1큰술

시금치와 물을 믹서에 넣고, 녹즙 같은 농도가 될 때까지 간다. 믹서를 멈추고 나머지 재료를 넣어 부드러워질 때까지 다시 간다.

Day 6

파인애플 시금치 스무디

Pineapple Spinach

시금치 2줌

물 2컵

파인애플 청크 1컵

냉동 복숭아 2컵

바나나(껍질 벗겨서) 2개

스테비아 1.5패킷

아마씨 가루 2큰술

선택사항: 단백질 가루 1큰술

시금치와 물을 믹서에 넣고, 녹즙 같은 농도가 될 때까지 간다. 믹서를 멈추고 나머지 재료를 넣어 부드러워질 때까지 다시 간다.

파인애플 베리 스무디

Pineapple Berry

어린잎채소 모둠 2줌

시금치 2줌

물 2컵

바나나(껍질 벗겨서) 1개

파인애플 청크 1.5컵

냉동 망고 청크 1.5컵

냉동 믹스 베리 1컵

스테비아 3패킷

아마씨 가루 2큰술

선택사항: 단백질 가루 1큰술

잎채소와 물을 믹서에 넣고, 녹즙 같은 농도가 될 때까지 간다. 믹서를 멈추고 나머지 재료를 넣어 부드러워질 때까지 다시 간다.

Day 8

시금치 케일 베리 스무디

Spinach Kale Berry

시금치 2줌

케일 2줌

물 2컵

사과 1개(씨 제거한 뒤 4등분)

바나나(껍질 벗겨서) 1개

냉동 블루베리 1.5컵

스테비아 2패킷

아마씨 가루 2큰술

선택사항: 단백질 가루 1큰술

잎채소와 물을 믹서에 넣고, 녹즙 같은 농도가 될 때까지 간다. 믹서를 멈추고 나머지 재료를 넣어 부드러워질 때까지 다시 간다.

사과 딸기 스무디

Apple Strawberry

시금치 3줌

물 2컵

사과 1개(씨 제거한 뒤 4등분)

냉동 망고 1.5컵

냉동 딸기 2컵

스테비아 1패킷

아마씨 가루 2큰술

선택사항: 단백질 가루 1큰술

잎채소와 물을 믹서에 넣고, 녹즙 같은 농도가 될 때까지 간다. 믹서를 멈추고 나머지 재료를 넣어 부드러워질 때까지 다시 간다.

Day 10

파인애플 케일 스무디

Pineapple Kale

케일 2줌

어린잎채소 모둠 1줌

물 2컵

냉동 복숭아 1.5컵

파인애플 청크 2컵

스테비아 2패킷

아마씨 가루 2큰술

선택사항: 단백질 가루 1큰술

잎채소와 물을 믹서에 넣고, 녹즙 같은 농도가 될 때까지 간다. 믹서를 멈추고 나머지 재료를 넣어 부드러워질 때까지 다시 간다.

 # 이렇게만 하면 반드시 성공한다

10일 그린 스무디 클렌즈를 성공적으로 도와줄 몇 가지 팁을 소개한다.

우선 우리 페이스북 그룹에 가입해서 나와 다른 사람들로부터 지지와 응원을 받아보라. 큰 도움이 될 것이다.

믹서의 크기가 차이를 만든다. 이왕이면 빠른 속도의 믹서(약 1000와트)를 사용하기 바란다. 빠른 속도의 믹서를 사용하면 30초 ~1분 만에 스무디가 부드럽고 걸쭉해지게 갈 수 있다. 만일 평범한 믹서를 가지고 있다면 1~2분 정도 갈기 바란다.

 여분의 단백질이 꼭 필요한 건 아니다. 이건 추가적인 사항이다. 하지만 영양적인 면에서 볼 때 하루에 한 큰술의 단백질 가루를 넣는 것을 추천한다. 단백질 가루는 포만감을 더 오래 유지시켜주고 신진대사를 활발하게 해준다. 하지만 단백질 가루는 스무디의 맛을 약간 걸쭉하게 만든다. 입맛에 맞지 않을 수도 있다. 그러니 처음에는 단백질 가루를 첨가하지 말고 만들어보라. 그러다가 단백질 가루를 조금 넣어보고 입맛에 맞으면 첨가하기 바란다. 클렌즈를 하는 동안은 유제품을 피해야 하므로 유제품이 아닌 쌀, 콩, 대마 단백질과 같은 식물성 단백질 가루를 사용해야 한다. 우유에서 만들어진 유장(젖 성분에서 단백질과 지방 성분을 빼고 남은 맑은 액체) 단백질 가루는 사용할 수 없다.

단백질 가루 외에 완숙 달걀, 소금이 가미되지 않은 생견과류, 특히 치아씨와 아마씨, 무가당 땅콩버터 등을 통해 단백질을 섭취하는 것도 좋은 방법이다.

 그린 스무디는 가능한 한 많이 '씹으려고' 노력하기 바란다. 그러면 입안의 침이 더 많이 분비되어 소화에 도움이 된다. 그러니 최대한 많이 씹어라. 씹으면 씹을수록 뱃속에 가스가 차거나 속이 더부룩해지는 것을 막을 수 있다.

 클렌즈를 하는 동안 어떤 날

은 체중이 늘 수도 있고 어떤 날은 체중이 줄 수도 있다. 이것은 지극히 평범한 일이다. 체중 변화는 몸속의 세 가지 요소인 근육, 지방, 수분 때문이다. 근육은 무게가 가장 많이 나간다. 따라서 운동을 통해 근육을 키우면 몸무게가 늘 수 있다. 하지만 근육을 키우면 장기적으로는 더 좋은 결과가 나타난다. 근육은 하루 종일 지방을 태우는 데 도움이 되기 때문이다.

일반적으로 우리 몸은 약 2.3~4.5kg의 수분을 가지고 있다. 그런데 간혹 소금을 지나치게 많이 섭취할 경우, 체내 조직이 수분을 더 많이 가두기 때문에 체중이 더 나가고 얼굴이 부어 보이기도 한다. 체중이 늘었다 줄었다 하더라도 크게 개의치 말기 바란다. 하지만 체중이 여러 주 동안 계속해서 늘어난다면 몸에 이상이 있는 것이다. 체지방 체중계를 통해 몸무게와 근육, 지방, 물의 비율을 살펴보는 것도 좋은 방법이다. 체지방 체중계는 특히 운동하는 사람들에게 도움이 많이 될 것이다.

채소의 줄기를 제거한다. 케일이나 콜라드 등 녹색 채소는 줄기 없이 팔기도 한다. 줄기가 스무디의 맛을 약간 바꿀 수도 있으므로 만일 줄기가 있는 채소를 샀을 경우에는 줄기를 제거하는 것이 좋다.

채소를 바꾸어가며 먹는다. 모든 녹색 채소는 특정한 형태의 알카로이드(질소를 함유하는 염기성 유기화합물로 동물의 신경계에 영향을 미친다)를 가지고 있다. 하지만 채소에 들어 있는 알카로이드는 해롭지 않을 만큼 매우 소량이다. 그런데 만약 매주 같은 종류의 채소만 먹는다면 특정 채소의 알카로이드가 쌓여 심각한 건강상의 문제를 겪을 수도 있다. 이를 피하기 위한 가장 쉬운 방법은 녹색 채소를 바꾸어가며 먹는 것이다. 한 주는 시금치를 넣고, 다음 주는 케일, 그다음 주는 로메인 상추를 넣는 식이다. 혹은 한 주에 두 가지 녹색 채소를 사서 2주 동안 번갈아가며 넣어 먹을 수도 있다. 목표는 스무디에 매주 다른 채소를 번갈아가며 사용하는 것이다. 선택할 수 있는 채소는 아주 많다.

잘 익은 과일을 이용한다. 잘 익은 과일에는 살아 있는 효소가 들어 있기 때문에 소화가 잘된다. 만약 덜 익은 과일을 샀다면 사용하기 전에 잘 익히는 것이 좋다.

냉동 과일을 사용한다. 냉동 과일을 이용하면 편리하다. 냉동 과일은 신선한 과일 못지않게 많은 영양소가 들어 있을 뿐만 아니라, 가격 또한 저렴하다. 또한 신선한 과일은 얼마 지나지 않아 상태가 안 좋아지지만 냉동 과일은 오랫동안 보관해두고 먹을 수 있다는 장점이 있다.

얼음을 첨가한다. 만일 냉동 과일 대신 신선한 과일을 사용한다면, 물 대신 얼음을 사용하라. 스무디를 시원하게 보관할 수 있다.

레시피보다 더 맛있게 만든다. 레시피대로 했는데 스무디가 너무 뻑뻑하다면 물이나 얼음을 더 넣어도 된다. 또 필요하다면 달콤함을 위해 스테비아를 사용해도 좋다. 스테비아는 설탕처럼 피를 안 좋게 하는 성분이 없는 천연 감미료다. 더 달게 하고 싶다면 과일을 더 넣으면 된다. 클렌즈를 계속하는 데 있어 스무디의 맛은 매우 중요하다.

물을 많이 마신다. 몸속의 독소를 원활하게 배출시키려면, 하루에 1.8L의 물을 마시는 것이 이상적이다. 클렌즈를 시작할 때 그 정도로 물을 충분히 마신다면 평소보다 소변을 자주 보게 되겠지만 그건 평범하고 좋은 현상이다.

허브차를 마신다. 허브차는 클렌즈에 중요한 추가 사항이다. 허브차는 배고픔을 덜 느끼게 해줄 뿐만 아니라 알코올중독 치료에도 도움이 될 수 있다. 클렌즈에 도움이 되는 허브차로는 캐모마일차, 페퍼민트차, 녹차, 민들레뿌리차, 진저차(생강차), 밀크시슬차(엉겅퀴차), 사르사파릴라차, 인삼차 등이다. 맛을 위해 스테비아를 첨가해도 된다.

 당뇨병이 있는 사람
은 식사 때마다 섭취하는 당을 자주 체크해야 한다. 당뇨병이 있는
사람들이 10일간의 그린 스무디 클렌즈를 할 때 가장 큰 문제는 그
린 스무디의 천연 당분 성분이다. 당뇨병이나 칸디다균을 가진 사
람들은 사과, 포도, 레몬, 라임, 체리, 딸기, 크랜베리, 라즈베리,
고지베리, 블루베리와 같은 과당이 적은 과일을 사용해야 한다.

적정 과당 과일로는 복숭아, 오렌지, 배, 사과, 석류, 자두가 있
다. 고과당 과일은 살구, 멜론, 키위, 망고, 파파야, 파인애플, 바나
나, 대추, 무화과, 건포도, 포도가 있다.

아울러 당뇨가 있다면 클렌즈를 하는 동안 혈당 수치가 안정적
인지 항상 체크해야 한다. 그리고 클렌즈 과정을 시작하기 전에 반
드시 의사와 상담하기 바란다.

배변 활동을 한다. 배변은 하루에 1~3번 정도는 반드시 필요하
다. 배변 활동이 하루 1번보다 적으면 안 된다. 클렌즈를 하는 동안
반드시 배변 활동을 통해 체내의 독소를 몸 밖으로 내보내야 하기
때문이다.

만약 24시간 동안 배변 활동을 하지 못한다면, 소금물로 장세척
을 하는 다음과 같은 방법을 이용해보라.

요오드 처리가 되지 않은 천일염을 물과 함께 마시는 것이다. 짠
맛을 견디려면 200mL의 물에 2작은술 정도의 천일염을 넣고 재빨

리 마신다. 그리고 바로 이어서 200mL의 물을 3잔 더 마신다. 아침에 일어나서 속이 비었을 때 이렇게 마시면 30분에서 한 시간 안에 화장실에 가게 될 것이다.

굶지 않는다. 클렌즈는 굶는 다이어트가 아니다. 스무디를 마시는 사이사이에 간식을 먹기 바란다. 무가당 땅콩버터나 완숙 달걀 같은 고단백 식품이 간식으로 좋다. 익히지 않은 채소나 과일, 소금이 가미되지 않은 생견과류와 씨앗도 좋다.

과일을 너무 많이 넣지 않는다. 과일을 너무 많이 넣으면 혈당이 치솟고 두통이 생기고, 신경이 날카로워진다. 과일의 당분이 천연 당분일지라도 우리 몸은 천연 당분인지 과당인지 구분하지 못한다. 당분은 중독성이 강하므로 과일을 너무 많이 넣지 말기 바란다.

가족과 친구를 해독한다. 때때로 우리는 몸뿐만 아니라 기분도 해독할 필요가 있다. "넌 할 수 없어", "넌 할 준비가 되지 않았어"라고 말하며 당신을 낙담시키는 사람들은 당분간 멀리하라. 인생에서 부정적인 말을 하는 사람을 만난다면 그들과 보내는 시간을 줄이는 것이 좋다. 우리는 이미 평소에도 스스로에게 부정적인 말을 지나치게 많이 하고 있다. 그러니 '당신은 아무것도 할 수 없을 거야'라고 말하는 사람들에게 끌려 다니지 말기 바란다.

클렌즈를 시작할 때 미리 알아두기 바란다. 당신은 분명 포기하고 싶을 것이다. 하지만 그건 자연스러운 일이다. 나는 그동안 살아오면서 성장하는 유일한 방법은, 때때로 불편해지는 것이라는 사실을 알게 되었다. 만일 클렌즈를 하는 동안 레시피를 잘 지키지 못했다거나 먹지 말아야 할 음식을 조금 입에 댔더라도 너무 자책할 필요는 없다. 그건 큰 문제가 아니다. 분명 당신은 클렌즈를 하기 전 대부분의 날보다 더 건강한 음식을 먹고 있을 것이기 때문이다. 우리는 이것을 '진보'라고 부르다. 안타깝게도 며칠은 불편하고, 화나고, 의심이 들고, 짜증스럽겠지만 당신은 이 여정을 멈추어서는 안 된다. 얼마 안 있어 찾아올 즐겁고 에너지 넘치고 성취감이 가득한 기분을 느끼고 싶지 않은가?

불편해질 것을 준비한다. 며칠간은 배고프고 짜증날 것이다. 그러니 몸이 적은 양의 음식에 적응할 때까지는 미리 준비해둔 간식을 틈틈이 먹기 바란다. 배고픔을 없애줄 것이다. 하지만 하루 종일 간식을 먹는다면, 원하는 만큼 몸무게가 줄지는 않을 것이다. 그렇더라도 이에 대해 너무 걱정할 필요는 없다. 나쁜 식습관을 고치는 과정을 잘 견뎌낼 수 있다면, 몸이 클렌즈 과정을 잘해내는 데 초점을 맞추며 지속해나가야 한다. 그러다보면 날이 갈수록 당신은 음식을 덜 원하게 될 것이고, 절제된 식습관을 가지게 될 것이다. 몸이 더 좋은 식습관을 가질 수 있도록 훈련해야 한다. 때때로 불편하겠지만 그 과정을 견뎌내야 한다. 마지막에는 자신에게 보상을 해주기 바란다. 많은 사람이 습관적으로 그리고 지루함 때문에 무언가를 먹는다. 대부분 그런 경우는 정신적 배고픔 때문이지 신체적 배고픔 때문은 아니다. 이 두 가지 사이의 차이점을 배울 좋은 기회라고 생각하라.

클렌즈를 위한 10가지 레시피를 따른다. 이 책에 나와 있는 10가지 레시피를 따르기를 권한다. 10일간의 그린 스무디 레시피는 체중 감량와 체내 독소의 해독을 위해 고안되었다. 또한 10가지 레시피는 단백질, 탄수화물, 지방 등이 영양적으로 적절하게 균형 잡혀 있다. 그리고 물을 다른 음료수로 대체하지 마라. 한 예로 코코넛 과즙은 스무디를 더 맛있게 하지만 천연 당분이 많아서 당 중독을 끊는 것을 방해할 것이다. 10일 후 당신이 그린 스무디 클렌즈를 계속하려 할 때에는 이 책에서 제시한 것 이외의 다른 과일이나 오일, 채소, 그리고 6장에 소개된 슈퍼푸드 몇 가지를 자유롭게 넣어도 좋다. 당신은 얼마든지 창조적인 그린 스무디 레시피를 개발할 수 있다는 사실을 잊지 마라.

그린 스무디 레시피 상자를 만든다. 스무디를 먹을 때마다 색인 카드에 레시피를 적고, 입맛에 맞는 정도에 따라 1~10으로 점수를 매겨라. 그러면 당신이 좋아하는 레시피를 축적할 수 있을 것이

다. 이 책의 부록에는 10일 그린 스무디 클렌즈 이후에 시도해볼만
한 훌륭한 레시피가 다양하게 소개되어 있다. 그리고 8장에는 다양
한 레시피를 소개하는 여러 웹사이트 목록도 갈무리해놓았다. 참
고해서 당신의 입맛에 맞는 스무디 레시피를 모아보라.

건강해지는 것에 집중하면 체중 감소는 저절로 따라온다. 만약
빨리 몸무게를 줄이기 위해서만 클렌즈를 한다면 당신은 완전히
초점을 잘못 맞춘 것이다. 매일 체중계에 올라가는 건 시간 낭비
다. 매일 몇 kg씩 몸무게가 줄지는 않을 것이다. 어쩌면 며칠간은
체중이 늘 수도 있다. 당신의 몸이 클렌즈 과정 동안 스스로의 신체
시스템을 조정하고 있기 때문이다. 그러니 체중계 때문에 낙담해
서 시간을 낭비하지 마라. 체중계가 당신의 적이 되게 하지 마라.

대부분의 사람은 풀 클렌즈를 하면서 약 4.5~7kg이 빠진다. 물
론 몇몇은 4kg보다 덜 빠지기도 하고, 또 어떤 사람은 9kg도 넘게
빠지기도 한다. 따라서 클렌즈를 할 때는 건강한 식습관과 건강한
생활에 집중해야 한다. 에너지, 피부, 잠, 소화의 관점에서 생각해
야 한다. 체중을 줄이는 데 초점을 맞춘다면 당신은 아마 평생 다
이어트를 해야 할 것이다. 다이어트로 살을 뺀 95%의 사람들은
3~5년 안에 다시 살이 찐다. 중요한 건 식습관을 바꾸는 것이다.
우리 몸이 건강한 음식을 원하도록 미각을 재훈련해야 한다. 이제
칼로리와 먹을 양을 계산하는 대신, 건강한 음식을 원하는 생활방

식으로의 변화를 받아들여라. 그러면 다시는 다이어트를 하지 않아도 될 것이다. 건강해지는 것에 초점을 맞추면 몸무게는 자연스럽게 줄어들 것이다.

 해독을 할 때 나타날 증상을 이해하는 것은 무척 중요하다. 예상되는 세부사항을 다음에서 자세히 설명할 것이다. 계속 읽기 바란다.

해독을 할 때 생길 수 있는 증상을 미리 알고 받아들인다

당신은 몇 가지 해독 증상을 겪을지도 모른다. 그리고 그 증상의 정도는 클렌즈를 시작할 때 당신의 몸이 얼마나 많은 독소를 가지고 있었는가에 따라 달라진다. 우리 몸이 체내 독소를 해독할 때 생길 수 있는 증상을 사전에 알고 있으면, 비록 그 증상이 불쾌하더라도 그린 스무디 클렌즈가 잘되어가고 있다는 신호로 받아들일 수 있을 것이다. 전형적인 증상은 다음과 같다.

- 두통, 아픔, 메스꺼움: 만약에 커피를 마시는 사람이라면 초반 며칠은 두통이 생길 수 있다. 몸도 아플 수 있고, 관절통이나 메스꺼움을 느낄 수도 있다. 두통이 정말 심하다면 건강에 문제가 없는 한 진통제를 복용해도 된다.
- 입맛 당김: 몸이 해독 작용을 시작하게 되면 고기나 유제품, 설

탕, 카페인 같이 그동안 주로 먹어왔던 음식이 먹고 싶을 것이다. 이런 식욕은 몇 시간, 며칠간 지속될 수도 있다. 하지만 몸에 과도하게 쌓여 있던 독소가 씻겨나가면 그와 같은 식욕은 점차 줄어들게 된다.

- 피로: 클렌즈 기간 동안 휴식하는 시간을 가져라. 독소를 제거한다는 건 몸속의 노폐물을 맹렬하게 비우는 것이다. 그럴 때 신체적으로는 지치기 쉽다. 마음 편안하게 휴식을 많이 취하기 바란다.

- 근육통: 감기나 독감에 걸린 것처럼 아플지도 모른다. 콧물이 나올 수도 있다.

- 피부발진: 피부발진 혹은 여드름은 당신의 몸이 독소를 몸의 가장 큰 독소 배출기관인 피부를 통해 배출하는 것이다. 피부에 발진이 있을 경우, 소금물 장세척 혹은 결장 세척으로 발진을 최소화할 수 있다.

- 짜증: 좋아하는 음식을 먹지 못하면, 짜증이 나고 지루해질 것이다. 그래서 약간 신경질적으로 변할 수도 있다. 가급적 모임은 피하는 게 좋다.

만약 해독 증상이 너무 심하다면 다음 지침을 따르기 바란다.

1. 과일과 채소의 비율을 바꾼다. 녹색 채소 30%와 과일 70% 비율로 시작하다가 어느 정도 적응이 되면 채소의 비율을 늘리고 과일

은 줄인다.

2. **수화시킨다.** 클렌즈 과정을 도와줄 물을 많이 마신다.

3. **풀 클렌즈에 익숙해진다.** 첫날 아침 그린 스무디를 먹고, 가볍게 식사를 한다. 점심과 저녁은 건강한 식사를 한다(샐러드를 많이 먹는다). 설탕, 고기, 유제품 등은 피해야 한다. 둘째 날은 아침과 점심으로 그린 스무디를 먹고 저녁에는 샐러드와 같은 가볍고 건강한 식사를 한다. 셋째 날까지 그린 스무디를 하루 종일 먹을 수 있는 상태가 되지 못한다면 남은 클렌즈 기간 동안은 모디파이드 클렌즈를 한다.

6장 10일 클렌즈 후에도 체중을 계속 줄이려면

10일간의 그린 스무디 클렌즈를 마쳤는가? 축하한다. 당신은 이제 예전보다 더 날씬하고 건강해졌을 것이다. 몸에 활력을 불어넣을 좋은 음식을 섭취하게 되었을 것이고, 스스로 당신의 몸을 돌볼 수 있게 되었을 것이다. 이제 노력의 대가를 만끽하라. 건강하고 행복한 삶을 즐겨라. 필요한 휴식을 충분히 취하며 당신의 내면을 가꾸어라. 당신은 스스로에게 건강이라는 멋진 선물을 준 것이다.

클렌즈를 끝낸 후의 식사법

클렌즈를 끝내자마자 바로 일반식으로 돌아가면 안 된다. 일반식을 먹지 않은 지 시간이 좀 지났고, 그동안 클렌즈를 했기 때문에 천천히 단계적으로 일반식을 시작하는 것이 무엇보다 중요하다. 폭식의 충동을 느낄 수도 있지만, 이는 건강에 매우 해롭다. 일반식으로 돌아가기 위해 적어도 3일 정도는 여유를 가져야 한다. 처음에는 샐러드로 시작하는 것이 좋다. 입맛을 살리기 위해 맛있는 드레싱을 만들어라. 계속 스무디를 마시면서 어떤 음식이 잘 맞는지 몸의 목소리에 귀를 기울여보기 바란다.

클렌즈가 끝나고 이틀 동안은 아침식사로 그린 스무디를 마시고, 점심과 저녁에는 샐러드나 익힌 채소를 먹는다. 목표는 가볍게 식사를 하는 것이다. 급히 일반식으로 돌아가면 속이 더부룩하고 무언가 불편함을 느끼게 될 것이다. 정말이다! 나도 그랬다.

셋째 날부터는 아침에 그린 스무디를 마시고 점심과 저녁에는 샐러드와 생선, 닭고기 같은 기름기 적은 고기가 포함된 가벼운 식사를 하는 것도 좋다. 넷째 날 이후로는 일반식을 먹어도 되지만, 가볍고 건강한 식사를 해야 한다. 더 이상 건강하지 않은 음식이 당기진 않을 테니 어려운 일은 아닐 것이다. 지속적으로 체중 감량을 하기 위해서는 그린 스무디로 매일 아침식사를 하는 것이 좋다.

하루에 한 번 그린 스무디를 식사 대용으로 마시는 것만으로도 지속적인 체중 감량과 건강을 유지할 수 있다. 그린 스무디는 신진대사를 깨워주고, 더 많은 에너지를 제공해준다.

당신은 행복하고, 건강하고, 보기 좋을 권리가 있다! 과거에 어떤 일이 있었든, 어떤 나쁜 식습관을 갖고 있었든, 다 과거의 일에 불과하다. 미래를 보고 계속 전진하면서 항상 몸을 건강하게 만들 음식을 선택하기 바란다.

일주일에 1kg 정도 계속 감량하려면

일주일에 0.5~1kg의 체중을 줄이는 것은 아주 건강한 감량이다! 당신의 체중은 클렌즈를 하면서 4.5~7kg이 줄어들었을 것이다. 그런 여세를 몰아 일주일에 1kg 정도씩 체중을 줄여나갈 수 있다면 그린 스무디를 계속하게 하는 좋은 동기부여가 되어줄 것이다.

일주일에 1kg 정도를 계속 감량하려면 매일 두 끼의 그린 스무디와 한 끼의 고단백 식사를 하기 바란다. 부록 B에 있는 '청정한 고단백 레시피'를 참고하라. 여기서 '청정한 음식'이란 몸에 독소를 남기지 않고 잘 소화되어 에너지로 원활하게 전환되는 음식을 뜻한다. 보다 덜 인공적이고 덜 정제된 음식, 생식, 유기농 등이 여기에 포함된다. 그리고 기름기가 적은 단백질, 좋은 탄수화물, 건강한 지방 등을 공급할 수 있는 음식을 포함하는 말이다.

왜 끼니마다 단백질을 먹어야 할까? 단백질은 신체가 탄수화물에 과잉 반응을 하는 것을 막아 지방 저장을 촉진하는 인슐린 분비를 줄여준다. 단백질은 포만감을 유지시켜주고 폭식과 식욕을 억제해준다. 또 근육량을 늘리는 걸 도와준다. 근육은 지방 세포보다 더 많은 열량을 소비하기 때문에 몸에 근육이 많으면 체중 감량의 효과가 커진다. 그렇기 때문에 체중 감량을 위해서 '청정한 고단백 식사'가 필요한 것이다.

아래는 청정한 고단백 식단 10가지다.

1. 싱싱한 채소로 만든 샐러드와 구운 연어
2. 고구마와 채소를 곁들인 살코기 스테이크
3. 퀴노아와 채소를 곁들인 구운 연어
4. 참치를 곁들인 가든 샐러드
5. 닭고기나 살코기 스테이크를 올린 시저 샐러드
6. 구운 넙치와 볶은 채소
7. 구운 고구마와 가볍게 볶은 채소를 곁들인 구운 닭고기
8. 현미와 볶은 닭고기
9. 살코기 안심 스테이크와 리마콩
10. 칠면조 칠리

풀 클렌즈를 2주 이상 연속으로 하지 않길 바란다. 클렌즈를 마친 후에는 몸이 쉴 수 있게 해주어야 한다. 또한 매주 다양한 음식을 먹는 것이 신진대사를 유지하는 데 도움이 되기도 한다. 비록 권장하진 않지만, 만약 2주 이상 클렌즈를 하고 싶다면, 의식적으로 식단에 단백질을 추가하고, 다양한 채소를 섭취해야 한다.

두 끼의 스무디와 한 끼의 고단백 식사를 하는 것은 매우 건강에

좋고, 평생 지속 가능한 방법이다. 그리고 기계적으로 스무디 섭취를 반복하지 말기 바란다. 그러면 질리게 마련이다. 어떤 날에는 든든한 아침식사를 하고, 스무디를 점심과 저녁에 먹을 수도 있다. 다양한 방법으로 식사를 하기 바란다.

그리고 헬스클럽에 가지 않더라도 활동적인 생활을 하길 권장한다. 예를 들어 엘리베이터를 타는 대신 계단을 오르거나 점심식사를 하러 걸어간다든가, 마트에 장을 보러 가서 최대한 멀찌감치 차를 주차하고 걸어가 보라. 활동량이 늘어나면 건강에도 좋고 체중 감량에도 도움이 된다. 활동량을 늘리기 위해 꼭 헬스클럽에 가야만 하는 것은 아니다. 일상생활에서도 얼마든지 활동량을 늘릴 수 있다.

만약 체중 감량이 정체된다면

체중이 유지되고 감량이 멈춘다면, 다시 말해 2주가 지나도록 체중이 줄지 않는다면 해야 할 일이 있다. 호르몬을 확인해보는 것이다(호르몬 이상 여부는 의사와 상담하기 바란다). 당신의 체지방이 끈질기게 건강 식단에 반응하지 않는다면, 아마도 호르몬이 문제일 가능성이 높다.

체중 증가와 감량에 호르몬이 끼치는 영향을 이해하는 것은 매우 중요하다. 어떤 호르몬은 배고픔이나 포만감에 대한 신호를 보내기도 하고, 먹은 음식을 어떻게 처리할지 신호를 보내 지방으로 저장할지 아니면 에너지로 쓸지를 결정하기도 한다. 호르몬은 지방의 대사를 결정하기도 한다. 호르몬을 통제하면 체중 또한 통제할 수 있다.

호르몬은 감정과 외모, 그리고 가장 중요하게도 체중과 건강에 영향을 미친다. 호르몬의 균형이 잘 맞을 때는 아주 건강하고, 아름답고, 활기차다. 하지만 호르몬의 균형이 깨지면 감정 기복이 생기고, 건강하지 않은 음식이 먹고 싶어지며, 몸이 처지고 기운이 없어진다. 호르몬은 체중 감량에 핵심적인 영향을 미친다. 호르몬의 균형을 맞추는 것은 날씬하고 건강한 몸을 만드는 데 필수적이다.

체중 감량 팁: 건강하고 자연스럽게 체중을 줄인다

매일 샐러드를 많이 먹는다. 짙은 녹색 채소와 다양한 색깔의 채소를 먹는다.

적어도 하루 한 번 그린 스무디를 마신다. 그린 스무디와 샐러드를 먹으면 많은 영양소를 섭취하게 되고, 건강하지 않은 식욕이 줄어든다. 단백질과 아마씨, 스피룰리나, 코코넛 오일, 비폴렌(꽃가루)을 첨가하면 더욱 건강하게 먹을 수도 있다.

칼로리만 채우지 말고 영양이 풍부한 음식을 먹는다. 비타민, 무기질, 파이토뉴트리먼트(식물영양소), 섬유질, 오메가3 지방산 등이 많이 포함된 음식을 먹기 바란다. 정크푸드는 영양분이 부족하고 칼로리만 채워준다. 칼로리와 영양분을 모두 제공해 건강에 좋으면서 체중 감량을 돕는 음식을 먹어야 한다.

끼니마다 단백질을 먹는다. 탄수화물이나 지방을 섭취하기 전에 단백질을 먹어야 한다. 단백질만 따로 먹어도 된다. 단백질이 풍부한 음식은 인슐린 분비를 촉진하지 않는다. 깨끗하고 균형 잡힌 음식도 마찬가지다. 일반적으로 단백질은 탄수화물의 절반 정도를 섭취하면 된다. 예를 들어 30g의 탄수화물을 먹을 때 15g의 단백질을 같이 먹으면 남는 칼로리를 지방으로 저장하는 인슐린 분비를 촉진하지 않을 수 있다.

당류, 염분, 트랜스 지방을 피한다. 이 세 가지는 체중 증가를 초래하는 주요 성분이다. 어떻게든 이것들을 피해야 한다. 영양적 가치는 없으면서, 그저 몸에 나쁘기만 할 뿐이다. 염분은 속을 더부룩하게 하고, 부기가 생기게 하며, 체액 배출을 방해한다. 트랜스 지방에 대해 한 가지 좋은 소식은, FDA가 트랜스 지방이 0.5g을 넘는 식품에 대해서는 트랜스 지방 함량을 명시해야 한다고 규제하고 있다는 것이다.

붉은 육류는 일주일에 두세 번만 먹는다. 붉은 육류는 많은 포화 지방을 함유하고 있기 때문에 일주일에 두세 번만 먹는 게 좋다. 대신 생선, 가금류, 채소에 포함된 단백질을 먹기 바란다. 현미, 콩, 견과류 등에는 단백질과 몸에 좋은 지방이 들어 있다.

 수많은 연구에 따르면 식이섬유를 많이 먹는 것은 체중을 줄여주고, 심장병, 뇌졸중, 다양한 암을 방지하는 데 도움을 준다고 한다.

 하루에 식사를 네다섯 번하는 것이 세 번하는 것보다 체중 감량에 도움이 된다. 서너 시간마다 식사를 하고, 세 번의 식사와 두 번의 간식을 먹는다고 생각하면 된다. 식사를 할 때마다 단기적으로 신진대사가 촉진되므로 조금씩 자주 식사를 하는 것이 좋다. 두세 시간마다 식사를 하면 근육 세포가 영양을 얻고, 지방 세포로 가는 영양이 줄어든다.

 물은 몸 안의 독소를 배출하는 데 엄청난 도움을 준다. 중요한 것은 식사를 할 때는 물을 마시면 안 된다는 것이다. 그러면 소화액을 희석시켜서 소화 효율이 떨어진다. 식사 30분 전부터는 아무것도 마시지 말고, 식사 후 두 시간이 지나서 물을 마셔라. 그러면 놀라울 정도의 에너지를 얻을 수 있다. 또한 어떤 경우에는 목마름이 배고픔과 혼동되기도 한다. 그러므로 물을 마시면 배고픔이 사라질 수도 있다.

녹차를 마신다. 커피 대신 녹차를 마셔보라. 디카페인이면 더 좋다. 녹차는 특히 체지방과 체중을 효과적으로 줄이는 데 도움을 주고, 소화를 촉진시키며, 고혈압 예방에도 좋다. 녹차의 카페인 효과는 커피나 홍차보다 뛰어나다. 녹차는 신체의 에너지 활용을 더 효율적으로 만들고, 활기와 체력을 증진시켜준다. 카페인 섭취 시에 느끼는 감정 기복도 없다. 이는 녹차에 다량 함유되어 있는 탄닌 때문이다. 탄닌은 뇌에 흡수되는 카페인의 양을 줄여주어서 신체 에너지의 균형을 잡아준다.

감정적인 배고픔을 이겨내야 한다. 물리적인 배고픔과 감정적인 배고픔의 차이를 명심해야 한다. 두 시간 전에 음식을 먹었음에도 불구하고 배가 고프다면, 감정 상태를 바꾸기 위해 뭔가를 먹고자 하는 것일 수 있다. 적어도 한 시간 동안 다른 일을 할 수 있는지 찾아보자. 타이머를 켜고 물을 좀 마셔보라. 한 시간 뒤에 뭔가를 먹을 거라고 스스로에게 알려주면 마음이 편해질 것이다. 그리고 그 시간 동안 집중할 거리를 찾아보자.

체중 감량을 원할 때 최고의 음식과 최악의 음식

다음 표는 체중 감량 목표를 달성하기 위해 먹어야 할 음식과 피해야 할 음식을 파악하는 데 도움이 될 것이다. 만약 빠른 체중 감량을 원한다면, 표 왼쪽에 있는 음식 위주로 먹기 바란다.

종류	체중 감량에 좋은 음식	체중 감량에 나쁜 음식
육류 (생선, 어패류 포함)	배스, 오징어, 조개, 게살, 메기, 대구, 가자미, 넙치, 청어, 가재, 굴, 정어리, 가리비, 새우, 껍질 벗긴 닭고기, 칠면조 가슴살, 송어, 참치, 칠면조 베이컨, 자연산 연어	베이컨, 소고기 육포, 갈비살과 같은 고지방 육류, 기름진 스테이크, 핫도그, 페퍼로니, 살라미, 소시지
채소류	모든 짙은 녹색 채소, 아스파라거스, 아보카도, 브로콜리, 방울다다기양배추(미니양배추), 양배추, 콜리플라워, 당근, 샐러리, 오이, 콜라드, 마늘, 완두콩, 케일, 양상추, 버섯, 올리브, 양파, 파슬리, 콩, 순무, 고추, 애호박, 고구마, 시금치, 토마토, 얌, 호박	대부분의 채소류는 몸에 좋지만, 체중 감량을 원한다면 흰 감자, 붉은 감자, 옥수수, 바나나 등은 피하는 것이 좋다.
과일류	대부분의 과일류는 몸에 좋지만, 체중 감량을 원하거나 당뇨가 있다면 당분이 적은 과일을 먹는 게 좋다. 블랙베리, 블루베리, 크랜베리, 자몽, 레몬, 라임, 패션프루트, 산딸기, 딸기 등이 있다.	통조림 과일, 말린 과일, 과일 스낵
곡류(빵, 파스타, 쌀)	보리, 현미, 메밀, 코코넛 가루, 귀리, 퀴노아, 와일드 라이스	베이글, 도넛, 백미, 흰 파스타, 흰 빵, 흰 밀가루
콩류	동부콩, 검은콩, 흰강낭콩, 잠두, 병아리콩, 녹색콩, 강낭콩, 완두콩, 렌틸콩, 리마콩, 하얀 콩류	말린 콩, 리프라이드 빈
유제품	달걀흰자, 달걀, 아몬드 우유, 코코넛 우유, 염소유, 대마 우유, 귀리 우유, 쌀 우유, 비건 버터	일반 우유, 치즈, 코티지 치즈, 크림 치즈, 사워크림, 연유, 분유, 가루달걀, 과일이 들어간 요구르트

종류	체중 감량에 좋은 음식	체중 감량에 나쁜 음식
견과류	• 생식과 무염 견과류: 아몬드, 브라질너트, 캐슈너트, 삼나무씨, 헤이즐너트, 마카다미아너트, 땅콩, 피칸, 피스타치오, 호두, • 씨앗류: 치아씨, 아마씨, 호박씨, 참깨, 해바라기씨 • 차선으로는 구운 것과 가염류를 먹는다.	설탕 코팅이 된 견과류
오일류	아보카도유, 코코넛유, 엑스트라버진 올리브유, 생선기름, 아마유, 참기름	베이컨 지방, 닭고기 지방, 마가린, 트랜스 지방, 채소기름
당류	(체중을 줄이기에 가장 좋은 당류부터 나열) 스테비아, 몽크프루트, 자일리톨, 아가브 넥타르, 벌꿀, 코코넛 팜 설탕, 사탕수수 알코올	백설탕, 고과당 콘시럽, 현미시럽, 황설탕, 덱스트로스, 증류 과일즙, 정제되지 않은 설탕
향료와 시즈닝	사과 식초, 후추, 카르다몸, 고춧가루, 고추, 고수, 계피, 생강, 파슬리, 마늘, 육두구, 양파, 오레가노, 로즈마리, 세이지, 샤프란, 타마리, 타임, 심황	케첩, 마요네즈, MSG, 소금, 우스터소스
간식	신선한 과일과 채소, 팝콘(저염), 무가당 땅콩/캐슈/아몬드 버터, 유기농 무가당 초콜릿, 견과류, 삶은 달걀, 플레인 요구르트, 견과류 믹스	사탕, 파이, 콘칩, 쿠키, 도넛, 케이크, 아이스크림, 페이스트리, 감자칩
음료	증류수, 생수, 알칼리성 물, 코코넛 즙, 생과일 주스, 녹차, 홍차, 민트차, 허브차	탄산음료, 스포츠 드링크, 시판 주스, 칵테일, 맥주
조리법	굽기, 직화구이, 석쇠구이, 데치기, 압력솥, 볶기, 가볍게 튀기기, 찌기, 지지기	바비큐, 검게 굽기, 태우기, 튀기기

스무디에 추가할 만한 슈퍼푸드

다음은 스무디에 섬유질, 비타민, 미네랄 등 다양한 영양소를 더해줄 수 있는 영양분이 풍부한 슈퍼푸드다. 10일 클렌즈가 끝난 후 그린 스무디를 일상적으로 마실 때 추가하면 좋다.

- 아사이베리: 노화를 늦추어주는 항산화 성분이 들어 있다.

- 알로에 베라: 염증을 줄이고, 항생과 항진균 효능이 있다.

- 아보카도: 건강한 지방이 가득하다.

- 비폴렌(꽃가루): 에너지와 체력을 늘려준다.

- 맥주 효모: 비타민 B12의 보고다.

- 고춧가루: 혈액 순환을 돕고 혈관을 청소해준다.

- 치아씨: 포만감을 주어서 체중 감량을 돕는다.

- 생초콜릿: 노화를 늦추어주는 항산화 성분이 들어 있다.

- 코코넛 오일: 항바이러스, 항생 효능이 있고, 지방을 태운다.

- 아마유: 면역력을 강화시키고 염증을 줄여준다.

- 생강: 강력한 소염 효능과 소화 기능 강화 효능을 갖추고 있다.

- 고지베리(구기자): 노화를 늦추어주는 항산화 성분이 들어 있다.

- 마카 뿌리: 에너지를 늘려주고, 내분비 건강을 증진시켜준다.

- 석류: 콜레스테롤을 낮추고 심혈 관계에 도움을 준다.

- 새싹: 수많은 효소와 산소를 제공한다.

- 맥아(생): 생리통과 갱년기 증상을 완화시켜주고 피부와 모발

건강을 증진시킨다.

- 밀싹 즙: 세포를 알칼리화하고, 활기를 불어넣어준다.

- 요구르트: 소화를 돕고, 세균 감염을 치유한다.

기억하자: 10일 클렌즈는 해독을 하는 것이지 다이어트를 하는 게 아니다. 체중 감량은 현명하게 해야 한다. 일주일에 0.5~1kg씩 줄이는 것은 매우 건강한 일이다. 15kg을 줄여야 한다면 15주가 걸린다. 집중해서 넉 달 동안 꾸준히 해보기 바란다. 분명 목표를 달성할 것이다. 건강해지는 것에 집중하면 체중 감량은 자연스럽게 따라온다.

7장

2배의 만족을 주는 5가지 해독 방법

신체에서 독소를 배출하고 제거하기 위한 다양한 해독 방법이 있다.

몸의 독소에서 오는 부담 정도는 사람마다 다르고, 건강 상태·체중·신진대사·나이·유전 등이 영향을 미친다. 만약 클렌즈를 더 확실하게 하고 싶다면, 10일 그린 스무디 클렌즈를 하는 중에 다음 5가지 방법을 같이 병행해보길 권한다.

1. 결장 세척

2. 간 클렌즈

3. 사우나

4. 보디 브러싱

5. 해독 풋 패드 / 해독 족욕

결장 세척

결장 세척은 결장에서 노폐물과 숙변을 제거하는 방법이다. 첫 결장 세척 기계는 약 100년 전에 발명되었다. 오늘날 결장 세척은 결장 위생사나 결장 테라피스트가 담당한다. 결장 세척은 관장과 유사하지만 관장보다 훨씬 많은 물을 사용하고, 냄새나 불편한 점이 없다. 침대에 누워 있으면 직장을 통해 삽입된 튜브로 기계나 중력을 활용한 펌프가 천천히 75L의 물을 주입한다. 테라피스트는 다양한 수압과 수온을 사용한다. 물이 결장 속에 있는 동안 테라피스트가 복부를 마사지한다. 그리고 다른 튜브를 통해서 물과 노폐물을 배출시킨다. 이 과정이 반복되기도 하고, 1시간까지 소요되기도 한다.

일반적인 결장의 무게는 약 2kg 정도이지만, 결장 세척을 통해 5~10kg의 노폐물을 배출해내는 것은 흔한 일이다. 결장에 많은 양의 노폐물이 껴서 제거가 되지 않으면 장 안에서 굳어져 독소를 뿜어낸다. 배가 나온 사람들 중 대다수는 많은 양의 오래된 숙변이 결장에 껴 있다. 그렇기 때문에 결장 세척만으로 체중이 줄어드는 사람도 있다.

결장 세척이 장내 좋은 균과 나쁜 균을 모두 제거한다는 오해가 있다. 결장 세척을 통해 좋은 균이 씻겨나가기도 하지만 이는 단지 일시적인 현상이다. 몸이 아주 건강하지 못하거나 약하지 않다면 24시간 내에 좋은 균이 다시 생겨난다. 하지만 좋은 균과 나쁜 균 모두를 배출해낸 다음에 좋은 균(프로바이오틱)을 자리 잡게 해야 한다. 그래서 결장 세척 후에는 좋은 균을 집어넣기 위해 항상 프로바이오틱 보충제를 섭취해야 한다. 유능한 테라피스트는 결장 세척이 끝나면 바로 프로바이오틱을 제공해줄 것이다.

만약 당신이 결장 세척에 대해 알아보고 해독 과정에 포함시키고자 한다면, 특히 적극적으로 해독을 하는 초기 6주 동안 매주 한 번씩 하는 것이 좋다. 해독 과정은 몸에서 독소를 뽑아내는 것이기 때문에, 독소를 빨리 제거하지 않으면 불편한 증상을 초래할 수 있기 때문이다.

결장 세척을 할지 여부를 결정하는 기본적인 기준은 대변 횟수다. 만약 정상적으로 대변을 배출한다면(하루 1~2회) 결장 세척은 아마도 필요 없을 것이다. 만약 하루 한 번 이하라면, 대변 배출을 활성화시키기 위해 결장 세척을 하는 것이 좋은 선택일 수 있다.

자격이 있는 숙련된 테라피스트가 좋은 장비로 시술한다면 결장 세척의 안전 여부에 대해 걱정할 필요는 없다.

건강 상태를 알아보기 위해 대변을 확인한다

건강을 판단하는 또 다른 간단한 방법이 있다. 예를 들어 검거나 붉은색을 띤 대변은 건강 문제를 암시한다. 가느다란 대변은 식이섬유가 부족하거나, 소화기에 불균형이 있음을 보여준다. 만약 만성적인 변비가 있고 대변이 단단하다면, 간에 부담이 크다는 의미일수 있다. 만약 만성 변비나 배변의 어려움이 오랫동안 지속이 된다면 병원에 가봐야 한다.

대변은 몸에 어떤 일이 일어나는지 이해하는 데 도움을 준다. 건강한 배변 활동은 다음과 같아야 한다.

- 하루 두세 번, 적어도 한 번 이상 배변을 한다.
- 심한 악취가 나면 안 된다.
- 적당한 갈색이어야 하고, 바나나 형태를 띠고, 소시지 굵기여야 한다.
- 변기 바닥에 곧바로 가라앉지 않고 물에 떠야 한다.

간 클렌즈

체중을 감량하고 유지하는 또다른 비결은 간 건강을 최적의 상태로 유지하는 것이다. 간(체지방을 분해하는 장기)은 체중 감량의 첫번째 비밀병기다. 간은 독소를 분해·제거·중화하고, 체지방을 분해한다. 그러므로 간 클렌즈는 신체의 독소 제거 기능을 강화시키고, 체지방 분해와 대사를 돕기 위해 필수다.

간 기능이 좋을 때에는 체중 감량하기가 훨씬 쉽다. 간이 지방 세포를 형성하는 독소를 제거하려면 상태가 좋아야 한다. 만약 체지방이 특히 허리와 배를 중심으로 축적되고 있다면, 간이 충분히 제 기능을 다하지 못한다는 사실을 암시하는 것일 수도 있다.

잉여 지방을 제거하려면 간을 청소해야만 한다. 그러면 허리 사이즈도 줄고, 날씬해질 수도 있다. 간 클렌즈를 쉽게 하는 방법은 엉겅퀴나 민들레 뿌리, 우엉과 같은 허브나 보충제를 섭취하는 것이다. 이 허브는 모두 천연 재료이고, 간 클렌즈에 특효를 보인다. 수많은 보충제가 이러한 허브를 조합한 것이다. 간 클렌즈를 위해 보충제를 사용하려면 반드시 천연 성분으로 된 순한 제품을 사용하기 바란다.

매일 아침저녁으로 사과식초 한두 큰술을 200mL 정도 물에 타서 마시면 저렴하게 간 클렌즈를 할 수 있다. 2~3주 정도 반복하거나 간이 좋아질 때까지 해보기 바란다.

간 클렌즈를 하는 것은 여러 가지로 건강에 도움이 된다. 매사에 긍정적으로 임할 수 있고 몸에 활기를 되찾게 된다. 간 건강이 좋아질수록 몸이 독소를 쉽게 제거할 수 있게 된다. 지방 분해도 원활해진다.

사우나

피부는 신체에서 독소를 가장 많이 배출하는 부위다. 사우나는 땀을 통해 노폐물을 제거하는 데 도움을 준다. 나는 사우나를 매우 좋아한다. 왜냐하면 나는 건강과 미용에 도움이 되는 것은 뭐든 좋아하기 때문이다. 사우나를 하면 독소를 배출하고 칼로리를 소모할 뿐만 아니라 피부까지 좋아진다. 일석삼조 효과를 거둘 수 있다.

나의 텔레세미나에 참가한 한 고객은 사우나에 대해 알게 된 후 좋은 결과를 얻었다. 여드름이 사라진 것이다. 땀을 통해 노폐물이 배출되어서, 더 이상 갇힌 노폐물이 피부를 자극해서 여드름이나 염증을 만들 일이 없어졌기 때문이다.

어떤 사람의 건강을 알려면, 피부를 보면 알 수 있다. 만약 깨끗하고 빛나는 피부를 갖고 있다면, 아주 건강한 사람일 확률이 높다. 부스럼이나 부기, 혹은 건조한 피부는 건강상의 문제를 암시한다. 전문가들은 사우나가 피부를 정화시키고, 독소를 배출시키고, 활력을 주는 데 최고의 방법이라고 말한다.

사우나의 장점

- 체중 감량: 사우나에서 15~20분 동안 있으면 300~500칼로리를 소모한다. 한두 시간 경쾌한 걸음으로 걷거나, 한 시간 운동한 것과 비슷한 양이다.

- 독소 제거: 스팀 사우나의 증기는 땀구멍을 열어서 피부가 질병을 초래하는 독소를 배출하는 것을 도와준다. 땀은 신체가 독소와 불순물을 배출하는 방법이다.

- 질병의 치유: 증기의 열은 체온을 높이고, 체온이 올라가면 바이

러스, 박테리아, 진균, 기생충 등을 없애는 데 도움이 된다.

- 피부 미용: 증기는 피부에 수분 공급을 하므로 건조한 피부에 특효다.
- 면역력 강화: 스팀 사우나의 높은 온도는 인공적인 열을 발생시키는데, 이는 면역 체계에 비상 신호를 발동시켜서 백혈구를 증가시킨다.
- 근육 이완: 증기의 열은 긴장된 근육을 이완시킨다. 이는 스트레스를 낮추고 집중력을 강화시키며 신체적·정신적 건강에 도움을 준다.

스팀 사우나에서는 15~20분 동안 증기 속에 앉아 있으면 된다. 그 후에 짧은 샤워로 피부를 통해 배출된 노폐물을 씻어내면 아주 상쾌해진다.

다른 형태의 사우나로 적외선 사우나가 있다. 복사열을 발생시키는 방법이다. 적외선 사우나는 스팀 사우나보다 두세 배 많은 땀을 발생시키고, 43~54도 정도의 낮은 온도 덕에 심혈 관계에 미치는 위험이 적다. 그리고 지방 조직에 축적된 독소와 화학물질을 제거하는 것을 돕는다. 피부 깊숙이 침투한 열로 인해 생긴 땀은 각질 제거를 돕고, 피부 톤과 탄력을 증진시켜준다. 또한 적외선 사우나의 열은 여드름, 습진, 셀룰라이트 등 다양한 피부 질환을 엄청나게 줄여준다. 연구에 따르면 적외선 사우나에서 30분 동안 있으면 600칼로리가 소모된다고 한다.

스팀 사우나이든 적외선 사우나이든 양쪽 다 하고 나면 몸에서 땀이 배출되어 수분 손실이 발생한다. 그러므로 사우나 후에는 물을 충분히 마셔주어야 한다.

사우나 활용 팁

- 다양한 종류의 사우나(스팀, 적외선, 산소 스팀 등)를 시도해보는 것이 좋다. 어떤 사우나가 자신에게 가장 잘 맞는지 알아보기 바란다.
- 일주일에 한두 번 사우나를 하는 것이 가장 좋다.
- 사우나에 들어가기 전후에 꼭 물을 마신다.
- 만약 심장병 또는 천식을 앓고 있거나 민감 피부, 임신 중인 경우에는 의사와 상담 없이 사우나를 해서는 안 된다.

보디 브러싱

보디 브러싱(드라이 브러싱)을 규칙적으로 하면 신체의 독성 물질을 제거하는 것을 도와 간의 부담을 줄여준다. 보디 브러싱은 피부 밑에서 독소, 박테리아, 죽은 세포 등을 제거하는 림프 시스템을 활발하게 한다. 보디 브러싱을 통해 독소를 순환, 배출시켜보라. 보디 브러싱을 할 때는 건강식품 매장에서 파는 돼지털 브러시를 사용한다.

브러시로 머리부터 발끝까지 브러싱을 하되, 무릎 뒤와 같이 림프액이 나오는 곳을 집중적으로 브러싱하면 림프 시스템의 전체적인 효율성을 키울 수 있다. 보디 브러싱은 혈액 순환을 촉진시키고, 막힌 모공을 청소하고, 독소 배출을 돕는다. 또한 각질층을 제거하고, 세포 재생을 촉진시켜 피부를 좋게 만든다. 간이 지방을 태우는 장기라면, 림프 시스템은 지방 처리 시스템이다. 그러니 간과 림프 시스템을 클렌즈하면 체중 감량과 셀룰라이트 감소에 도움이 된다.

보디 브러싱을 효과적으로 하려면, 옷을 벗고 발끝에서부터 브러싱을 시작하면 된다. 그다음에는 발목에서 종아리 사이를, 무릎 안쪽을 중심으로 브러싱한다. 심장을 향해 길고 분명하게 브러싱한다. 다음은 무릎에서부터 사타구니, 허벅지, 엉덩이까지 브러싱하면 된다. 만약 여성이라면, 허벅지와 엉덩이를 중심으로 둥글게 브러싱을 해서 셀룰라이트와 같은 축적 지방을 활성화시킨다(드라이 브러싱은 실제로 셀룰라이트를 줄여준다). 다음은 가슴을 제외한 몸통이다. 마지막으로, 손목에서부터 어깨와 겨드랑이까지 길게 브러싱한다. 이 과정은 3~5분밖에 걸리지 않을 만큼 간단하다. 하지만 다 마치고 나면 온몸이 완전히 새로워진 느낌일 것이다. 보디 브러싱을 하기 가장 좋은 때는 아침 샤워하기 전이나 밤에 잠자리에 들기 전이다.

해독 풋 패드 / 해독 족욕

해독 풋 패드는 자는 동안 발바닥에 패드를 붙여놓으면 된다. 간단하다. 해독 풋 패드의 성분은 몸에서 불순물과 독소를 자는 동안 끌어낸다. 아침이 되면 패드를 떼어낸다. 통증, 근육통, 관절통, 부기 등에 좋다.

해독 족욕(이온 족욕)은 다양한 독소 제거 성분이 들어 있는 소금물에 발을 담그는 것이다. 물에 있는 이온 활동은 체지방을 통과해서 발에 있는 수백 개의 모공을 통해 독소를 끌어낸다. 해독 족욕은 무릎과 팔꿈치의 관절 움직임을 회복시킨다. 두통이나 만성 관절통, 뼈통증에 시달리는 사람들을 위한 대체의학 치료법이다. 해독 족욕은 아주 간단하고, 매우 편안하다.

8장

그린 스무디로 새롭게 태어나고 싶은 사람들을 위한 Q&A

이 장에는 10일 그린 스무디 클렌즈에 대해 사람들이 흔히 묻는 질문과 답을 정리해두었다.

10일 동안 계속하기가 너무 어려우면 어떻게 하죠?

이 클렌즈가 너무 큰 도전이 될 것 같다고 해도 너무 걱정하지 마세요. 5일씩, 7일씩 클렌즈하는 것으로 조정을 해도 됩니다. 그렇지만 한 번은 하루 종일 해보아야 합니다. 그리고 5일 뒤, 7일 뒤, 10일 뒤에는 우리 몸이 어떻게 반응하는지 살펴보는 거죠.

클렌즈 기간에 약을 먹어도 되나요?

클렌즈를 시작하기 전에 의사와 먼저 상의해야 합니다. 개인적으로라면 저는 의사에게 처방받은 약은 절대 끊지 않을 겁니다. 그렇지만 선택은 본인의 몫입니다.

영양 보조제를 같이 먹어도 좋은가요?

클렌즈를 하는 동안 당신이 그동안 먹어왔던 건강 보조식품을 먹어야 할지 말아야 할지는 본인에게 달려 있습니다. 하지만 저는 클렌즈를 하는 동안에는 비타민 등의 영양 보조제를 먹지 않는 것을 선호합니다.

왜 채소가 덩어리가 지고 잘 갈리지 않죠?

우선 잎이 많은 채소(잎채소)와 물만 믹서에 넣고 갈아보세요. 혼합물이 주스 같은 농도가 되게 갈리면 믹서를 멈추고 남은 재료를 넣으세요. 그런 다음 스무디 전체가 부드럽게 되도록 갈면 됩니다.

클렌즈를 하는 동안 운동을 해도 될까요?

클렌즈 하는 동안에 운동을 하는 건 도움이 되죠. 하지만 정말 피곤하다면 쉬는 게 좋습니다. 몸에 귀를 기울이세요. 몸이 휴식이 필요하다고 말하면 쉬어주세요. 가장 좋은 운동은 빨리 걷기와 요가입니다. 클렌즈를 하는 동안에는 뭐든 단순하게 하세요.

최근에 운동을 정기적으로 하고 있지 않다면 조금씩 시작하세요. 하루에 15분씩 걷고 다음 10일 동안 시간을 조금씩 늘려보세요. 운동에 익숙하지 않을 때 갑자기 1시간 걷기처럼 본격적으로 운동에 뛰어드는 것은 좋지 않습니다.

스무디를 얼마나 오랫동안 보관할 수 있나요?

스무디의 영양을 최대한 섭취하려면 그날 만든 스무디를 그날 마시는 것이 가장 이상적입니다. 그렇지만 너무 바쁘거나 매번 신선하게 준비할 수 없다면, 냉장 보관하면 됩니다. 이틀까진 보관할 수 있어요. 뚜껑이 있는 유리병이 좋습니다. 밀폐가 잘되는 뚜껑으로 스무디를 덮으면 산화를 줄이고, 냉장고의 다른 냄새를 흡수하는 것을 줄여줍니다. 클렌즈를 지속하기 위해 전날 밤 스무디를 준비해두는 것도 괜찮습니다.

간식은 하루에 몇 번, 얼마나 먹어야 할까요?

다이어트를 생각하지 말고, 클렌즈를 먼저 생각하세요. 칼로리와 먹는 양에 너무 초점을 두어서는 안 됩니다. 생활방식에 변화를 가져와야 합니다. 칼로리와 먹는 양에 초점을 두면 평생 다이어트를 해야 합니다. 다이어트에 성공한 95%의 사람들도 3~5년 사이에 다시 살이 찌곤 합니다. 그러니까 식사하는 습관을 바꾸어야 합니다. 건강한 음식을 먹길 원하도록 미각 세포를 훈련시키세요.

간식을 먹는 데 절대적이고 고정된 규칙 같은 건 없습니다. 하지만 배가 고프더라도 적당히 먹어야 합니다. 특히 주의를 드리고 싶은 건 견과류와 씨앗류입니다. 몸에 좋은 음식이지만 지방이 상당히 들어 있어요. 아무리 몸에 좋은 지방이라 해도 지방은 지방이죠. 만약 너무 많이 드신다면 부작용이 일어날 수도 있습니다. 견과류와 씨앗류의 경우는 하루에 한 줌만 먹다고 생각하세요!

스무디는 하루에 몇 L를 마셔야 하나요?

믹서로 갈지 않은 재료는 약 2L 정도 됩니다. 일단 간 후에는 사용하는 믹서나 첨가하는 물의 양에 따라 1.5L 정도 될 겁니다. 매끼마다 350~500mL를 드시고, 배고프다고 느낄 때는 하루 중 언제라도 조금씩 마시면 됩니다.

배고프지 않거나 하루 동안 세 끼 모두 먹고 싶지 않다면 어떻게 하죠?

몸에 필요한 적정한 영양소를 얻기 위해 적어도 두 끼는 먹어야 합니다. 그리고 신진대사를 끌어올리기 위해 서너 시간마다 간식을 먹는 것이 중요합니다. 음식이 덜 먹고 싶더라도 계속 몸에 연료를 공급해주세요.

풀 클렌즈는 얼마나 계속할 수 있을까요?

풀 클렌즈를 2주 이상 지속하는 것은 권하지 않습니다. 하지만 그린 스무디를 두 끼 먹고 한 끼는 고단백 식사를 하는 것(모디파이드 클렌즈)은 평생 해도 아주 건강에 좋습니다. 풀 클렌즈를 다시 하거나 2주 이상 하길 원한다면, 의도적으로라도 그린 스무디에 단백질을 첨가해주세요. 그리고 반드시 매주 다른 채소로 바꾸어주세요.

음식이 자꾸 먹고 싶으면 어떻게 할까요?

클렌즈를 그만하고 싶다고 느끼는 상황이 되면, 시도해볼 것이 몇 가지 있습니다. 첫째로 당신이 정말 좋아하는 더 맛있는 스무디를 만들려고 애써보세요. 샐러리, 당근, 사과도 주먹 하나만큼 먹으세요. 물론 너무 많이 먹으면 살이 찝니다. 기분을 상쾌하게 하는 차도 마시세요. 처음 며칠 동안 배고픈 걸 다스리는 데 도움이 될 겁니다. 그러면서 5일째, 7일째, 10일째를 기대하세요. 놀라운 체중 감량의 결과와 온몸에 활력이 넘치는 느낌이 날 겁니다. 당신은 해낼 수 있고, 며칠만 지나도 결과에 놀라게 될 거예요. 다른 사람에게 자신의 성공한 이야기를 들려주는 것을 상상해보세요. 산책하거나 외출을 하고, 당신이 정말 좋아하는 일에 몰두하세요.

장운동이 잘 안 되면 어떻게 하죠?

대장은 하루에 1~3번 정도 움직여주어야 합니다. 하루에 한 번보다 적게 배변 활동을 하면 안 됩니다. 클렌즈를 하는 동안 독소를 몸 밖으로 내보내는 것은 반드시 해야 하는 일입니다.

만약 24시간 동안 배변 활동을 하지 못한다면, 화장실을 가게 하는 방법이 있습니다. 우선 소금물로 장세척을 해보세요. 요오드 처리가 되지 않은 천일염을 물과 함께 마시는 것입니다. 짠맛을 견디려면 200mL의 물에 2작은술 정도의 천일염을 넣고 재빨리 마시세요. 그리고 바로 이어서 200mL의 물을 3잔 더 마십니다. 일어나서 제일 먼저 아침에 속이 비었을 때 하면 30분~1시간 안에 화장실에 가게 될 겁니다.

왜 대변이 녹색이죠?

놀라지 마세요! 아주 자연스러운 일입니다. 당신이 보는 것은 엽록소인데(식물을 녹색으로 만드는 물질이죠), 아주 좋은 겁니다. 시간이 지나면 신체가 채소에 잘 적응할 겁니다. 그렇게 되면 대변 색도 다시 정상적인 갈색으로 돌아올 겁니다.

클렌즈하는 동안 커피를 마셔도 되나요?

클렌즈는 몸이 휴식을 취할 시간을 주는 것입니다. 카페인을 포함하고 있는 커피는 부신을 자극합니다. 이 상황을 피하는 것이 중요해요. 클렌즈를 하는 동안 몸은 예전보다 알칼리 상태로 변해갑니다. 하지만 커피는 산성이라서 그런 과정을 방해하죠. 또한 커피는 장에도 자극적인 음식입니다. 잠시 커피를 멀리해주세요. 필요하다면 대신 녹차를 마시세요. 하지만 녹차에도 카페인이 들어 있

으니 너무 많이 마시지는 말길 바랍니다. 클렌즈 기간 동안 카페인
이 들어 있는 음료는 마시지 않는 것이 가장 좋습니다.

클렌즈를 시작하기 일주일 전부터 천천히 커피를 끊으세요. 커
피를 꾸준히 마시던 사람이라면 처음 며칠 동안은 머리가 아프거나
몸이 아플 수도 있습니다. 다시 말씀드리지만, 이 현상은 당신의 몸
이 해독 작용에 반응하는 것입니다. 처음 며칠 동안은 당신의 몸이
최상의 상태가 아니라고 느껴질 테지만 정상적인 현상입니다. 클렌
즈가 잘되고 있다는 신호라고 생각하세요.

스무디에 아가베 시럽이나 꿀을 넣어도 되나요?

아가베 시럽도 좋지만 체중 감소를 원한다면 단맛을 내는 용도로
는 스테비아가 가장 좋습니다. 단맛을 내는 제품을 사용할 경우 고
려해야 할 것은 인슐린입니다. 단맛을 내는 첨가제가 인슐린을 얼
마나 상승시킬지를 고려해야 하는 거죠. 왜냐하면 인슐린이 체내
에 지방을 얼마나 저장하는지를 결정하기 때문입니다. 인슐린을 얼
마나 빠르게 상승시키는가를 나타내는 수치를 혈당지수(Glycemic
index, GI)라고 하는데요, 스테비아는 혈당지수가 0(가장 이상적)
입니다. 아가베는 20이고, 꿀은 약 30, 브라운 설탕은 65, 그리고 정
제된 하얀 설탕은 80입니다.

클렌즈를 시작하기 전에 의사와 상의하는 것도 중요합니다. 2주 또는 그보다 조금 짧은 기간 동안 그린 스무디 클렌즈를 하는 것은 몸에 해가 되지 않습니다. 채소를 많이 먹는 것은 안전할 뿐만 아니라 수명도 늘려줄 것입니다. 물론 과일과 채소를 갈아 만든 그린 스무디는 우리 몸에 쌓인 독소를 해독하는 작용을 하기 때문에 일정한 해독 증상을 경험할 수도 있습니다. 체내에 많은 독소가 쌓여 있을수록 해독 증상이 발생할 가능성이 더 높습니다. 하지만 우리 몸이 적응하면 그런 해독 증상은 점점 줄어듭니다.

그린 스무디에 대한 정보와 레시피를 좀 더 얻을 수 있을까요?

이 책은 다양한 건강과 미용에 적합한 레시피가 100가지 넘게 준비되어 있습니다. 그린 스무디와 관련하여 내가 제일 좋아하는 책과 웹사이트는 다음과 같습니다.

- 『그린 스무디 혁명(Green Smoothie Revolution)』, 빅토리아 보우덴코
- www.SimpleGreenSmoothies.com
- www.GreenThickies.com

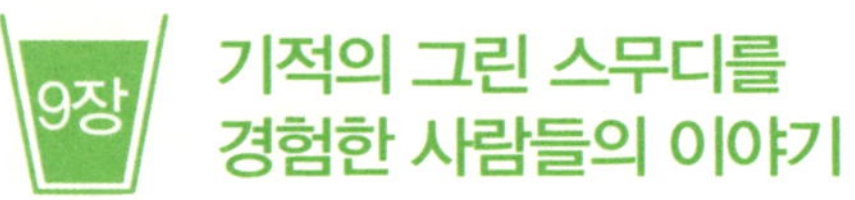

기적의 그린 스무디를 경험한 사람들의 이야기

이제 10일 그린 스무디 클렌즈를 잘 끝낸 사람들의 성공 스토리를 살펴보겠다.

"이번 10일 그린 스무디 클렌즈는 정말 멋졌어요!"

"에너지가 더 넘치고, 시야가 선명해지고, 등이 아프던 게 많이 나아졌어요. 전반적으로 아주 좋은 기분이에요. 정말 아주 멋져요. 스무디를 마실 땐, 말 그대로 제 몸이 해피 모드가 되는 걸 느낄 수 있어요. 그냥 소리치고 싶네요. 아아아! 오늘이 10일째이고요. 어

제부로 6kg 감량했어요. 안달하면서 체중을 재진 않았지만, 뱃살
이 줄어드는 게 보이더라고요. 부은 느낌도 안 나고. 첫째 날은 제
가 좀 까칠해지고 예민해졌는데, 빨리 지나갔어요. 이 클렌즈는 진
짜, 저의 건강상의 목표를 달성하는 데 가장 큰 도움을 줬어요. 이
제 생활방식도 바꾸어야겠죠. JJ 스미스, 사람들의 건강을 위해 좋
은 비전을 제시해주어서 고마워요."

– 윌슨 G.

"10일 만에 6kg 빠지고, 정신도 맑아지고 집중력도 좋아요!"

"10일 그린 스무디 클렌즈는 이름을 다시 지어야 할 것 같아요.
당신은 활력이 생기고, 잠도 더 잘 자고, 더 건강해질 거예요. 제가
딱 그런 느낌이기 때문이죠. 놀랄만큼 에너지가 넘쳐요. 먹을 것을
사거나 뭔가 먹을 때 더 의식해요. 6kg이나 빠졌어요. 정신이 더 맑
아지고 집중력도 좋아졌어요. 한번 해보면 알 거예요! 먹는 걸 바꾸
어서 인생을 바꾸세요. 이건 단순히 10일 클렌즈가 아니라, 인생을
바꾸는 클렌즈예요. 클렌즈를 시작할 때는 여러분 모두 힘드시겠지
만, 몸과 마음이 나중에 감사하게 될 겁니다. 두통이 가라앉고, 피
부도 빛날 거예요. 인생이 바뀌는 이런 경험, 정말 고마워요."

– 챈틀 R.

"지난 7~8년 동안 음식을 마구 먹어왔고 그 결과 몸이 아주 아팠어요. 지난해 마지막 날 체중계 위에 섰는데, 전 생애를 통틀어 몸무게가 가장 많이 나왔어요. 새해 첫 날, 기대와 기도를 함께하며 10일 그린 스무디 클렌즈를 시작했어요. 전 힘들었다고 말하지도 못하겠네요. 왜냐하면 하루가 지날 때마다 더욱더 느낌이 좋아졌거든요. 정말 좋으니까 한번 해보세요. 클렌즈를 통해 제 몸이 변한 걸 적어볼게요.

- 10일 동안 7kg이 빠졌습니다.

- 활력이 샘솟았습니다.

- 몸이 쑤시고 아프던 것이 사라졌습니다.

- 하루의 시작을 위해 마시던 커피가 필요 없어졌다는 걸 깨달았습니다. 확실히 활력이 넘칩니다.

- 수개월 동안 발바닥이 너무 아팠는데(제 생각엔 족저근막염이었던 거 같아요), 이 클렌즈를 한 이후로, 아픈 것이 거의 다 사라졌습니다.

- 입속에 굉장히 예민한 부분이 있었는데 싹 없어졌습니다.

- 요즘 몇 년간 머리카락에 힘이 없어서 잘 끊어졌는데, 강하고 건강한 모발이 되었습니다. 이젠 빗질을 해도 머리가 끊어지지

않습니다(수년간 처음 있는 일이에요).

- 손톱이 매우 단단해졌습니다.
- 처음 클렌즈를 시작할 시점에, 코감기가 막 걸리려고 하는 느낌이 들었습니다. 하지만 이번에는 약이나 항생제를 먹지 않았는데도 몸이 알아서 나아버렸습니다(역시나 저에겐 처음 있는 일이네요).
- 마지막이지만 여전히 중요한 것으로, 저는 의욕에 차 있고, 영감도 생기고 뭔가 성공한 느낌을 받고 있습니다.

우연히 이 클렌즈를 하게 된 일은 정말 축복받은 것 이상입니다. 제게 새로운 삶을 주었어요. JJ, 이런 지식을 이렇게나 많은 사람과 나누어주어서 정말 고맙습니다."

– 니콜 F.

"저의 몸무게는 12일 전에 이 클렌즈를 시작할 때보다 10kg이나 덜 나간답니다"

"이유를 알 수 없는 채로 아침에 일어나는 게 너무 힘들고 침대에서 나올 수 없었던 그런 시간이 있었나요? 저는 있었어요. 아픈 데가 있거나 우울했기 때문이 아니라, 그냥 의욕이 없었어요. 저는 엄마이자, 사업가이자, 간호사이랍니다. 스트레스가 엄청났죠. 그렇게 스트레스가 쌓이니 체중도 불어나고 시간 관리도 엉망진창이었죠.

저는 체중을 줄이려고 다른 식이요법도 해봤고, 운동 계획도 세워봤어요. 잠시 동안은 성공적이었죠. 그런데 또 다른 스트레스가 덮쳐오자 흐지부지 되어버렸어요. 그러자 발도 아프고 등도 아파서 오랫동안 걸을 수가 없었어요. 16년 동안 숙면을 취한 적도 없었던 것 같아요. 최근엔 특히 잠이 드는 게 어려웠어요. 손이 저리고 타들어가는 것 같아서 매 시간마다 잠에서 깼거든요.

그런데 제 친구가 그린 스무디 클렌즈에 관해 포스팅을 한 걸 봤어요. '흠, 재밌겠군' 하는 생각이 들더군요. 그래서 바로 뛰어들었죠. 첫째 날이 지났을 때 저는 곧바로 몸이 좋아진다는 것을 느꼈어요. 거의 하루 종일 잔 거 같아요. 자는 동안 손이 저리거나 타들어가는 느낌도 들지 않았죠. 이제 저는 일부러 많이 걸어야 하는 곳에 주차를 합니다. 입구와 가까운 '좋은 자리'는 다른 사람들에게 양보하죠. 저는 지금 이 클렌즈를 처음 시작했던 12일 전보다 10kg이나 덜 나간답니다.

예전에 입던 바지를 지금은 지퍼를 열지 않고도 입을 수 있어요. 하하하! 이젠 계단도 훨씬 쉽게 오를 수 있고, 어린 아들과 강아지랑 놀아줄 수도 있게 됐어요. 이제 저는 아침에 운동하고, 하루 종일 일하고 요리하고 청소하고 공부할 수 있게 됐어요. 입버릇

처럼 말하던 '피곤해'라는 말이 사라졌답니다. 이 모든 것이 널리
사랑받는 JJ 스미스와 그녀의 놀라운 10일 그린 스무디 클렌즈 덕
분입니다."

– 마리아 W.

"아빠는 살이 9.5kg이나 빠졌어요. 혈당은 이제 완벽하고요"

"제가 아빠에게 10일 그린 스무디 클렌즈를 권했는데, 아빠가
제 말을 따라줬어요. 세상에서 가장 멋진 우리 아빠! 아빠는 제 말
을 그대로 믿어줬어요. 오래전부터 아빠는 고혈압과 싸워왔거든
요. 그걸 옆에서 보던 저는 아빠에게 조금이라도 도움이 될까 해서
2년간 건강에 대해 공부했죠. 그러다 JJ의 책과 다큐멘터리를 만나
게 되었죠. 그렇게 아빠가 클렌즈를 시작하게 되었답니다. 클렌즈
를 하는 중간에 아빠에게 뭐 달라진 게 없냐고 물어봤는데요. 아빠
는 예전보다 힘이 넘치고, 쉬지 않고 계단을 오를 수 있게 되었다
고 하는 거예요. 얼마나 기뻤는지 몰라요.

아빠는 지난 화요일에 이 클렌즈 프로그램을 마쳤어요. 이번 주
목요일에 예약해두었던 진료를 받았고요. 체중이 9.5kg이나 빠졌
어요. 의사 선생님이 아주 좋아하셨죠. 아빠에게 살을 빼라고 몇
달 동안이나 권하셨거든요. 이제 아빠의 혈압이 몰라보게 좋아졌

어요. 거의 완벽하게요. 의사 선생님과 간호사 언니가 아빠에게 뭘한 거냐고 물어볼 정도였어요.

JJ, 모든 게 당신 덕분입니다. 감사해요. 그리고 10일간의 클렌즈를 잘 따라해준 아빠에게도 감사해요. 아빠는 아무런 불평불만 없이 잘 따라주었거든요. 아빠와 전 그린 스무디와 함께하는 건강 여행을 앞으로도 계속해나갈 겁니다. JJ, 다시 한 번 정말 고마워요. 당신의 지식을 나누어주고, 격려해주어서요. 정말 고마워요."

– 타라 L.

"8kg이나 감량했고, 정신이 맑아졌어요. 기분도 좋고, 숙면을 취하고 있어요"

"오늘이 11일째 되는 날이고 여전히 잘되고 있어요! 인정할 건 인정해야겠네요. 처음 이렇게 푸른 것들(채소 말이죠)을 봤을 때, 전 제가 그린 스무디 클렌즈를 잘 마칠 수 있을 거라고 생각하지 않았어요. 그렇지만 많은 기도와 자기반성 끝에 어제 클렌즈를 잘 마쳤습니다. 결과가 어땠는지 아세요? 끝내줍니다. 일단 정신이 맑아졌고요, 기분도 아주 좋습니다. 잠도 지금까지와는 비교도 안 될 만큼 잘 자요. 저는 다시는 이전에 먹던 방식으로 돌아가지 않을 거예요. 더 좋은 소식은 8kg 정도 빠졌다는 거죠. 바지는 흘러내리고, 셔츠는 헐렁해졌어요. 혈압은 이제 113/67이고, 허리는 2인치 정도, 배는 3인치 정도 사이즈가 줄었네요. JJ, 당신에게 감사합니다. 당신은 많은 사람을 구하고 돕고 있어요. 솔직히 말해 혼자만의 힘으로 해내긴 힘들잖아요. 저는 지금 건강하고 푸른 삶으로의 새로운 여행을 하고 있답니다."

– 마이크 B.

"더 활력이 넘치고 소화가 잘되고요, 피부와 눈도 더 맑아졌어요"

"8월에 50세가 된 후 4.5kg이나 쪄서 약간 실망하고 있었어요. 그러다 10일 전 그린 스무디 클렌즈를 시작했을 때, 전 정말 신이 났죠. 10일째를 끝냈을 때는 만세를 불렀고요. 축하할 일을 몇 가지만 이야기해볼까요? 저는 다음과 같은 변화를 경험했습니다. 우선 몸에 활력이 넘칩니다. 소화도 잘되고요. 피부와 눈도 더 맑아졌답니다. 이제 식사 후에 일할 때에도 졸리지 않아요. 어제 10일째를 마치면서, 저는 하루 식사 중 두 끼를 그린 스무디로 대체하는 모디파이드 버전을 계속하기로 마음 먹었어요. 건강을 유지하기 위해서 적어도 4.5kg은 더 빼고 싶거든요. 제 치수와 체중 변화가 궁금할 거예요. 알려드릴게요."

- 체중 – 4.5kg 감소

- 가슴 – 1인치 감소

- 허리 – 2인치 감소

- 엉덩이 – 3인치 감소

- 허벅지 – 왼쪽은 2인치 감소, 오른쪽은 1인치 감소

– 웬디 M.

"10일 그린 스무디 클렌즈, 저는 이런 걸 경험했어요"

1. 간식 양을 조절했어요. 태어나서 처음 한 일이에요!

2. 허리 사이즈가 5인치 줄었어요.

3. 숙면을 취하고 에너지도 넘쳐요.

4. 피부도 더 깨끗해졌어요.

5. 탄산음료가 먹고 싶었는데 레드 그레이프프루트와 스테비아로 대체하는 걸 배웠어요.

6. 자연식품(현미 등)에 투자했는데, 비용에 관한 생각이 바뀌었어요.

7. 나 자신을 위해 헌신했고, 그 결과 클렌즈를 끝까지 해내고야 말았어요.

8. 음식은 위로를 위한 탈출구가 아니라 에너지의 근원이라는 생각이 명확해졌어요.

9. 운동할 때 더 빨리 달릴 수 있게 됐어요.

10. 4.5kg이 빠졌고, 더 기대하고 있어요.

"JJ, 도와주어서 감사해요. 앞으로 모디파이드 버전으로 계속할 계획이에요. 10일 뒤인 다음 달에 또 여기 와서 글 남길게요."

– 클라라 M.

"이거야말로 제가 필요했던 거죠!"

"탄산음료 12캔? 와인 29.4잔? 스틱버터 36개? 치킨 윙 42개? 초콜릿 바 98개? 원하는 걸 골라봐요. 지난 10일 동안 제 몸에서 빠져나간 것들이에요. 그것뿐만이 아니에요. 그동안 멈출 수 없었던 식욕이 사라졌어요. 지금은 아기처럼 푹 잘 자고요. 잠이 드는 것도 문제없죠! 눈 밑에 달고 다니던 작은 가방(다크서클)도 대부분 사라졌어요. 건조하고 말 잘 안 들던 피부도 놀랍도록 좋아졌어요. 마치 '나를 만져주세요, 메이크업도 필요 없어요'라고 말하는 것 같은 피부가 되었답니다. 그래서 자꾸 얼굴을 만져요. 똥배도 없어졌죠. 옷을 입을 때, 걸을 때, 숨 쉴 때 뭔가 불편하던 모든 느낌이 전부 사라졌어요! 없어졌다고요!

저는 75kg에서 시작해서 지금은 71kg이에요. 이걸 끝까지 해낼 수 있어서 기뻐요. 저는 지금 의욕이 넘쳐납니다. 정크푸드를 좋아했던 입맛도 바뀌었어요. 건강과 행복을 위한 갈망으로 충만합니다. 이제 다음 할 일은 이 좋은 상태를 유지하는 것입니다. JJ, 또 다른 좋은 자료를 주어서 감사해요. 『굶거나 운동하지 않고 살 빼는 방법』이란 책을 1년 전에 샀는데, 이제는 그걸 해볼 용기가 마음속에 생겼어요. 제 스스로에게 주는 보상으로, 오래전에 했어야 했던 네일 관리, 페디 관리도 받을 거예요. 아름다운 저로 거듭날 자신이 있어요. 지금 막 시작한 분들 그리고 새로운 프로그램을 하는 분들 모두 잘되길 바라요. 끝까지 해보세요! 결과에도 놀라게 되겠지만, 끝까지 해낸 자신에게도 놀라게 될 거예요."

– 라트리즈 P.

"체중이 4kg 줄었어요.
그렇지만 더 중요한 건 음식과 새로운 관계를 맺게 된 거랍니다"

"그러니까 오늘이 10일차 마지막 날이네요. 11일 전과는 비교도 안 되게 더 좋은 기분이라고 말해야겠네요. 9월 이후로, 다이어트를 했다가 안 했다가 했어요. 다이어트는 잘되지 않았지만, 제가 원하는 결과를 얻고 유지하기 위해서는 생활방식을 통째로 바꾸어야 한다는 걸 깨달았어요. 비록 4kg밖에 못 빠졌지만, 음식에 대한

112

새로운 생각을 갖게 되었다는 것이에요. 도와준 모든 분들에게 감사하고 싶습니다."

– 스타 S.

"클렌즈를 마치고 나니,
제 몸속에 집어넣는 걸 제가 통제하고 있다는 게 느껴져요!"

"성공적으로 클렌즈를 끝냈고 여전히 기분이 최고라는 걸 이야기하게 되어서 황홀할 지경이에요! 솔직히 말하자면, 클렌즈에 관해서 전혀 긍정적으로 생각하지 않았어요. 제가 할 수 있다고 믿지 않았어요. 이 일이 저를 바꿀 거라는 것도 믿지 않았어요. 저는 항상 변명을 했어요. '잘됐던 게 하나도 없잖아. 그린 스무디 클렌즈라고 뭐가 다르겠어?' '나는 유전자와 싸우고 있는 거야. 우리 집안 사람들 모두 과체중이잖아.'

체중이 얼마나 줄었는지는 모르겠어요. 클렌즈를 시작하기 전에 체중계에 올라서지 않았거든요. 주된 이유는 아마 진실과 마주하고 싶지 않아서였겠죠. 나쁜 식습관과 의지 부족이 가져다주는 악영향을 눈으로 확인하고 싶지 않았던 거죠. 그런데 클렌즈를 끝내고 나니, 이제야 제가 제 몸속에 집어넣는 걸 통제하고 있다는 게 느껴지네요. 저는 이제 무절제한 욕구와 싸울 수 있어요. 저는 절제할 수 있어요. 그리고 저는 건강하게 먹는 습관을 들일 수 있어요. 이제는 이 모든 걸 믿어요!"

– 카렌 W.

"아주 좋은 결과를 얻었어요! 더 이상 머핀을 안 먹어요"

"어제 10일째를 마치고야 말았어요. 아주 좋은 결과를 얻었네요. 더 이상의 머핀은 없어요! 이제는 사이즈 4짜리 옷이 맞아요. 정말 좋은 일이죠. JJ 스미스에게 감사의 마음을 보내요. 책 속에 나와 있는 방법대로 했더니 잘되었고, 제 목표인 사이즈 4가 되는 걸 도와줬죠. 그다음으로 제가 했던 건 마음가짐을 바꾸는 거였어요. 당신도 마음속으로 결심을 해야 해요. 꼭 필요한 걸 하는 거라고. 저는 마지막에 나타날 결과도 상상했죠. 어떤 사람들에게는 그게 비욘세의 몸매일지도 모르지만, 저는 사이즈 4짜리 옷을 입는 저를 보는 거였어요. 여러분도 클렌즈가 끝났을 때의 당신 모습을 상상해보세요. 분명히 그렇게 될 거예요."

– 니콜 H

"어제 10일을 마쳤어요. 다 합해서 약 7kg이 빠졌네요. 와우! 이 해독 프로그램은 축복과도 같아요. JJ 스미스, 이렇게 멋진 방법을 우리에게 알려주어서 고마워요. 이 짧은 기간에 제 몸에 대해서 많이 알게 됐고, 깨끗한 음식을 먹어야 하는 중요성에 대해서도 많이 배웠어요. 지금은 목표 체중에 도달하기 위한 건강한 여정을 계속하는 중이랍니다."

– 니콜 F.

"어제 10일간의 클렌즈를 끝냈답니다. 저, 6.2kg 빠졌어요! 기분 아주 좋고요, JJ와 스태프분들 고마워요. 제 삶을 바꿀 방법도 알려주고 격려도 해주셨죠. 제게 필요한 건 시작하는 거였어요. 일단 시작하고 보니 결과가 놀랍네요. 이제는 자연에서 오는 신선한 음식이 저를 어떻게 느끼게 하는지 잘 알게 됐어요. 거짓말 안 할게요. 시작할 때는 별로 기대하지 않았어요. 아무것도 달라지지 않을 거라고 의심도 했죠. 그런데 저, 완전히 변했어요. 저는 이 프로그램을 모디파이드 버전으로 계속할 거예요. 당신도 잘되길 빌게요!"

– 펠리시아 B.

"10일째예요, 살은 모두 합해서 7kg 빠졌고요. 지금 제 모습이 아주 예뻐요! 솔직히 말해 처음 3일은 상당히 힘들었죠. 근데 그 이후로는 쉬워졌어요. 저는 지금 나 자신이 너무 자랑스럽답니다."

– 에델 W.

"두두두두두~ 10일째 끝냈고 체중이 5.4kg이나 줄었어요! JJ, 고마워요. 이런 방법을 우리에게 알려주다니, 당신은 정말 복 받을 거예요! 하나님께서 당신을 축복하실 거예요!"

– 안젤라 L.

"오늘이 며칠째인 줄 아세요? 바로 10일째랍니다! 제가 여기까지 왔네요. 할 수 없을지도 모른다는 생각이 들 때마다, 나 자신에게 계속할 수 있다고 말했어요. 그렇게 인내심을 가지고 해나가다 보니 결국 10일 그린 스무디 클렌즈를 끝냈네요. 저한테는 엄청난 도전이었어요. 왜냐하면 전 그동안 고기가 없으면 하루도 못 살 거라고 생각하고 있었거든요. 신체적으로도 정신적으로도 훨씬 좋은 느낌이에요. 클렌즈를 마치고 나니 살이 무려 8.3kg이나 빠졌답니다. 이 방법을 알려준 JJ 스미스에게 징밀 고밉다고 말하고 싶어요."

– 펠리시아 E.

"그린 스무디 덕에 새해를 아주 멋지게 시작했답니다. 살이 6.3kg이나 빠진 데다 허리는 3인치 줄었으니 말이죠. 몸에 힘이 붙었어요. 정신도 더 맑아졌고요. 전 지금 느껴지는 이 활기가 정말 좋아요. 앞으로 제 인생이 멋지게 바뀔 것 같아요. JJ 스미스, 당신에게 정말 고마워하고 있답니다."

– 챈틀 R.

"10일째 마지막 날, 전 지금 제게 일어난 결과에 너무 만족해요. 9kg이나 빠졌어요. 전 올해 55세예요. 제가 할 수 있으면 당신도 할 수 있어요. 주변 사람들에게도 이 멋진 그린 스무디 클렌즈를 권할 거예요. JJ, 다시 한 번 고마워요."

– 프레다 H.

"어제가 10일째였어요. 오늘 아침까지 기다렸다가 몸무게를 쟀어요. 자그마치 6kg이나 줄었네요. 모디파이드 버전으로 계속해야겠어요. 이달 말에 병원에 가는 걸 기다릴 수가 없네요. 의사 선생님은 분명 제가 체중 감량한 걸 보면 엄청나게 놀라실 거예요."

– 셸리 B.

"드디어 10일째! 오늘 아침에 두근거리는 마음으로 눈을 감고 체중계에 올라갔죠. 와우, 6.5kg이나 빠졌네요. 89kg에서 83kg이 됐어요. 물론 도전은 힘들었어요. 하지만 결과가 멋지네요! 중간에 머리가 아파서 뭔가를 조금 먹은 적은 있어요. 하지만 자포자기하

지 않고 전 끝까지 계속했고 마침내 해냈어요. 아 참, 9일째는 관장
도 했는데, 정말 도움이 되는 것 같아요!"

– 샤블리 F.

"지금 11일째예요. 매우 신나요! 5.7kg이나 줄었어요! 격려해주
어서 고마워요. 특히 JJ 스미스 선생님. 10일 그린 스무디 클렌즈,
정말 끝내주네요. 제 여정은 아직 끝나지 않았어요. 오늘부터는 모
디파이드 버전을 시작해요. 점심으로 차부터 마시고, 그런 다음 스
무디를 마시고 샐러드를 먹을 거예요. 오늘은 혈압도 내려가고 온
몸에 힘이 넘치는 것 같아요. 으싸!"

– 숀다 R.

"10일차예요. 제가 사과랑 삶은 달걀 말고는 다른 고형식을 먹
지 않았다는 걸 믿을 수가 없어요. 저는 지금 전혀 아프지 않아요.
기분도 아주 좋고요. 무엇보다 이 10일간의 코스를 끝냈다는 게 너
무 자랑스러워요. 무려 7kg이나 빠졌다고요! 아직 몸의 치수를 재
보지 않아서, 얼마나 사이즈가 줄었는지는 모르겠지만, 제 옷을 보
면 알 수 있죠. 언뜻 보기에도 무척 줄었어요. 정말 멋져요! JJ 스미
스, 정말 고마워요."

– 알리자 B.

"오늘 11일째고요. 8kg이나 빠진 걸 당신에게 알려줄 수 있어서 행복해요! 정말 놀라운 건, 정크푸드가 하나도 안 당긴다는 거예요. 그린 스무디 클렌즈는 아주 간단해요. 하지만 결과는 최고죠. JJ, 정말 고마워요. 당신은 괴물이에요(아주 긍정적인 의미에서요)."

– 가브리엘 C.

"지금 11일째입니다. 5.4kg 빠지고, 8인치 줄었어요. 축복받은 느낌이에요. 제 모습은 지금 아주 건강하게 보여요. 하나님 감사합니다. 이런 기회를 주서서요."

– 미아 M.

"오늘이 10일째네요. 5.4kg을 감량했죠. 노력했고, 해냈어요. 보고, 경험했어요. 10일 동안이나 커피를 한 방울도 마시지 않은 건 기적 같은 일이에요. 다섯 살 딸아이가 '엄마 정말 많이 달라졌어요'라고 하네요. JJ, 고마워요! 앞으로 목표 체중에 도달할 때까지 그린 스무디를 계속 마실 거예요. 제 인생에서 잃어버린 것을 찾을 때까지 계속할 거예요!"

– 아네트 A.

"직장에서 일하다가 넘어져서 다리를 다쳐 어제 병원에 갔었어요. 그런데 좋은 소식을 들었어요. 제가 살이 4.5kg이나 빠졌다는 거죠. 11월에 112kg이었는데 지금 107.5kg이에요. 250에서 400 정도나 되던 혈당도 78이 되었어요. 의사 선생님도 기뻐했어요. 모디파이드 버전으로 계속하라고 하셨어요. 저한테 아주 큰 도움이 될 거라고요. 당뇨병 때문에 한 종류만 해야 하지만 상관없어요. 계속 여러분께 알려드릴게요."

– 르네 D.

"10일 그린 스무디 클렌즈가 끝이 났습니다. 6.4kg 빠졌어요. 10일 전에는 100.7kg으로 시작했어요. 오늘은 94.3kg 나가네요. 이런 놀라운 선물을 제게 선사해준 JJ 스미스, 감사합니다."

– 루스 C.

"어제 10일이 끝났어요. 실제로 더 잘 자고 더 잘 쉬고 있어요. 신기하게도 샐러드가 당기네요. 저 7kg이나 빠졌어요. 이건 시작에 불과하죠. 기분 좋습니다!"

– 리나 C.

"11일째 되는 날 아침 6.2kg이나 빠졌답니다! 이 클렌즈 프로그램은 제 인생을 바꿨어요. 여태껏 살아오면서 지금처럼 에너지가 넘친 적이 없었어요. 피부에서는 광채가 나요. 저는 '아기처럼' 편히 자본 적이 거의 없는데, 이제는 더 이상 아침에 일어날 때 무기

120

력하지 않아요. 4~5시간밖에 안 잤는데도 말이죠."

– 드미트리아 M.

"마침내 10일치를 끝냈습니다. 6.3kg이나 살이 빠졌어요. 정말 행복하네요. 여기서 멈추지 않겠어요. 더 건강한 생활습관이 될 때까지 체중 감량을 위한 노력을 계속할 거예요."

– 제랄딘 C.

"어제 날짜로 10일이 끝났네요. 5.9kg 정도 빠졌어요. 그리고 3.5인치 줄었고요. 우선 그린 스무디 클렌즈를 끝낼 수 있는 의지와 결심을 주신 하나님께 감사드리고 싶습니다. 10일 내내 가족들이 열심히 도와줬는데, 그것도 고맙고요. 제 인생을 바꾸어줄 정보를 준 JJ 스미스에게도 정말 크나큰 감사를 보냅니다. 이제 클렌즈를 시작하기 전처럼 축 처져서 지내지 않아요. 이제부터는 더 건강에 좋은 음식을 먹으려고 합니다. 도와주셔서 감사해요!"

– 트레시 W.

"체중이 5.7kg 줄었어요. 6일째까지 엉덩이 사이즈는 2인치, 허리 사이즈도 2인치 줄었고요. 10일째 되는 날, 얼마 빠졌는지 알려드릴게요. 클렌즈 방법을 알려주셔서 고마워요."

– 도나 J.

"10일 전부 해냈어요. 몸이 제대로 반응해줬어요! 7.7kg이나 빠졌거든요. JJ 스미스, 고마워요. 당신을 만난 건 행운이에요."

– 미셸 G.

"오늘이 무슨 날이게요? 바로 그린 스무디 클렌즈를 한 지 10일째 되는 날이죠! 제가 마침내 해낸 거예요. 해냈다고요! JJ, 당신은 하늘에서 온 천사 같아요. 이런 좋은 정보를 혼자 알고 있지 않고, 건강해지길 바라는 모든 사람과 함께해준 당신에게 정말 감사의 마음을 전합니다. 10일 클렌즈를 이제 막 시작한 여러분에게 격려의 메시지를 보내고 싶어요. 누구나 지금 당장 시작할 수 있어요. 물론 멋지게 마무리 할 수 있죠. 아, 깜빡 잊을 뻔했네요. 저는 6kg을 감량했답니다. 건강하세요!"

– 브랜다 W.

"어제가 10일 그린 스무디 클렌즈의 마지막 날이었어요. 쉽지는 않았지만 해냈습니다! 체중 감소는 6kg! 85kg에서 시작해서 지금은 79kg이에요. 더 건강한 저를 만나게 해주어서 정말 고마워요."

– 빅토리아 G.

"오늘이 마지막 날이고 체중이 6kg 줄었어요. 저는 지금 정말 행복하고, 날아갈 것 같아요. 가벼운 건강식을 곁들인 모디파이드 버전으로 계속할 계획이에요."

— 나타샤 M.

"크리스마스 아침을 기다리는 심정으로 10일째 되는 날을 기다렸어요. 살이 얼마나 빠졌을지 기대가 되어서 못 기다리겠더라고요. 오늘이 바로 10일째예요. 그동안 무려 6kg이나 살이 빠졌답니다. 거울을 보니 얼굴이 갸름해졌어요. 저는 지금 정말 행복하고 에너지가 넘치고 상쾌해요. 전 원래 자바 커피를 많이 마셔서 자바 섬의 여왕이라는 별명이 붙을 정도였는데 이제는 커피 같은 카페인 음료도 거의 마시지 않아요. 지금 같아선 앞으로도 계속할 수 있을 거 같네요. 도와주셔서 정말 감사드려요."

— 리즈 P.

"여러분은 이 10일간의 그린 스무디 클렌즈를 정말 좋아하게 될 겁니다. 당신을 변화시킬 테니까요. 저도 지금 정말 기분이 좋아요. 활력도 넘치고요. 무려 4kg이나 빠졌네요. 전 항상 변비에 걸려 있었고, 보조제 없이는 화장실에 못 갔었어요. 매일 저녁 항상 티본스테이크, 프라이드치킨, 생선 튀김, 으깬 감자, 빵 등을 만들어댔고요. 당연히 이 클렌즈 요법도 믿지 않았죠. 다들 거짓말을 한다고 생각했을 정도였거든요. 그런데 마법 같은 일이 일어났네요. 전 어떤 다이어트도 끝까지 해본 적이 없거든요. 놀랍게도 JJ 스미

스가 이 일을 가능하게 만들어주었네요. 저는 마치 다시 태어난 것
같아요. 고마워요."

– 칼라 S.

"믿을 수 없는 일이네요! 오늘이 3일차인데, 책에서 하라는 대로
했더니, 벌써 4kg이나 빠졌어요! 맞아요, 4kg! 4kg이라고요. 와우!
기분 짱이에요!"

– 올가 T.

"거울 앞을 지나가다가 거기 비친 제 모습을 살짝 봤어요. 우와,
똥배가 사라졌어요. 2주 전에는 있었는데! 하하! 전 울다가, 춤추
다가, 지금 이걸 쓰고 있답니다!"

– 나타샤 W.

"저도 10일 그린 스무디 클렌즈를 끝냈네요. 결과는요, 4kg 빠지
고, 전체적으로 7.5인치 날씬해졌어요. 오늘은 모디파이드 클렌즈
첫째 날이고요, 운동도 병행하고 있어요!"

– 니콜 W.

"어제가 마지막 10일째 되는 날이었어요. 체중이 5.4kg 줄었어
요. 기분 최고입니다. 오늘도 손에 그린 스무디를 들고 회사에 출

근했어요. 점심으로는 샐러드를 먹을 생각입니다. 이제는 건강한 음식을 먹는 게 좋아졌어요. 고마워요!"

– 데니스 B.

"11일차입니다. 저는 5.4kg 빠졌고 남편은 7kg 빠졌어요. 우린 이제부터 더 현명하게 먹을 겁니다. 모디파이드 클렌즈도 계속할 거고요."

– 칼라 D.

"5일이 지났는데 기분이 좋아졌어요. 사실 어제는 조금 힘들었거든요. 그런데 오늘 아침 체중을 재보니 4.5kg이 빠졌네요. 저 완전 신났어요. 이제 6일째가 다가오니깐 터널 끝에 빛이 보이는 거 같네요. 전 10일간의 클렌즈가 '효과 짱'으로 끝날 거라고 확신한답니다."

– 리타 W.

"오늘이 마지막 날이에요. 저는 마침내 해내고야 말았습니다. 10일 전만 해도 전 10일간의 클렌즈를 해내지 못할까봐 무척 걱정했거든요. 제 생활방식에 놀라운 변화를 가져다주어서 정말 고맙습니다. 앞으론 늘 그린 스무디를 가지고 다닐 것 같네요. 이제는 걸을 때 아프지 않아요. 진통제를 먹을 필요가 없어졌어요. 하루 종일 아프지도 않고, 아침에 일어났을 때 아무 문제없이 침대 밖으로 나올 수 있답니다. 새롭게 바뀐 저를 사랑하게 됐어요. 이렇게 계속해나가면서 운동도 병행하려고 헬스클럽도 알아보고 트레이너도 찾아보고 있답니다."

– 토냐 A.

"9일차인데 6kg이 빠졌습니다. 기분 최고입니다! 치수는 안 재봐서 모르겠네요. 저는 지금 적절한 휴식을 취하고 있답니다. 이제 7kg 감량을 향해 달려가야죠. 파이팅이에요!"

– 나키아 B.

"이 클렌즈는 그냥, 아주 멋져요. 오늘이 6일차인데 5.4kg 빠졌어요. 빠른 시일 안에 혈당약을 끊게 될 것 같네요."

– 제시카 L.

"남편과 함께 저도 어제 10일 클렌즈를 해냈답니다! 정말 멋진 경험을 하고 있는 거 같아요. 저는 5.4kg 빠졌고 남편은 4.5kg 빠졌네요. 우린 아주 신나서 그린 스무디를 정기적으로 마시기로 결정했어요. 내일 먹을 스무디 2L를 지금 막 준비했답니다. 다시 한 번 고마워요, JJ 스미스."

– 리자 B.

"오늘이 열 번째 날이네요. 자랑스럽게 발표합니다. 그린 스무디 클렌즈의 첫 번째 라운드를 정복했어요! 오늘 제 의사 선생님과 간호사를 만났는데, 5.6kg이라는 충격적인 감량 성공에 다들 하이파이브를 했어요! 우리 모두 힘내요. 앞으로 더 건강하고 행복하게 살자고요!"

– 달린 B.

"정말 너무나 환상적입니다. 4.5kg 빠졌고, 전반적으로 몇 인치나 날씬해졌어요. 몸은 더 상쾌하게 느껴지고 유연해졌죠. 균형도 더 좋아졌고요, 집중력도 좋아요. 피부는 생동감 있게 빛나고 있답니다. 에너지가 넘치는 듯하고 영혼도 맑아지고 강해진 것 같아요. 염증도 줄어들었어요. 10일 그린 스무디 클렌즈를 한 번 더 해야겠어요. 매일 만성적인 섬유근육통 증상을 견디는 건 쉬운 일이 아니죠. 가끔 정신적으로 힘들거든요. 이번 성공으로 더 나은 저로 변해갈 거예요."

– 에디스 B.

"어제 성공적으로 10일간의 클렌즈를 마쳤습니다. 몸에 안 좋은 음식은 입에 대지도 않고, 간식도 안 먹고, 스테비아도 안 넣고, 며칠 동안은 단백질 가루도 안 넣었어요. 가끔씩 운동은 했죠. 그렇게 잘 해낸 제가 자랑스러워요. 모두 합쳐 4.5kg이 줄었고, 허리는

3인치 줄었어요. 엉덩이 둘레는 2인치가 줄었고요. 제가 정한 최종적인 목표를 달성할 때까지 모디파이드 버전으로 계속할 겁니다. 몸속이 깨끗해진 것 같네요!"

– 다비나 P.

"안녕하세요, JJ. 딸과 함께 어제 10일 그린 스무디 클렌즈를 끝냈어요. 둘 다 5.4kg씩을 뺐답니다. 건강해지고 날씬해졌어요. 정말 최고예요."

– 아니쉬 B.

"기분이 좋아진 걸 느낍니다. 10일을 성공적으로 잘 해냈고요, 5kg 빠졌어요!"

– 빅토리아 C.

"오늘이 11일차, 모디파이드 클렌즈를 시작했어요. 5kg 정도 살이 빠졌고, 허리, 엉덩이, 허벅지, 가슴 사이즈 모두 각 2인치씩 줄었어요(적어도 드레스가 한 사이즈는 줄어든 것 같아요). 목표 체중까지는 2kg 남았습니다. 지금까지의 결과에 아주 행복하고요. 진짜 중요한 건 그렇게 다이어트한 몸을 유지하는 일이겠죠. 걱정없어요. 확실히 제 입맛이 건강하게 바뀐 것 같거든요."

– 타비 M.

"여러분, 저 오늘 졸업이에요. 마지막 10일이랍니다. 하루에 2번 그린 스무디를 마시는 모디파이드 버전을 해왔어요. 이런 결과를 얻게 될 줄 누가 알았겠어요. 전 지금 아주 신나요. 그린 스무디 클렌즈를 계속할 의지가 불끈 생기네요. 체중이 4.5kg 줄었고, 옷 사이즈는 두 단계나 작아졌거든요."

– 데보라 C.

"열세 살짜리 아들이 '엄마, 배가 달라보여요'라고 했어요. 희망을 가지고 몸무게를 쟀죠. 하나님 맙소사, 6일 만에 5kg이나 사라졌어요!"

– 샤토리아 A.

"9일째입니다. 손닿는 곳에 그린 스무디 2잔과 몸에 좋은 간식을 준비해두고 하루를 시작한답니다. 오늘 아침에는 체중 재는 걸 건너뛰었어요. 내일 아침에 더 대단한 결과를 보고 싶어서요. 8일째 되던 날, 이미 6.6kg이 빠졌어요. 내일 체중을 쟀을 때 전체적으로 얼마나 빠졌을지를 상상하면 아주 신나요. 멋진 그린 스무디 데이 되세요. 모두들 힘내시고요. 우린 할 수 있어요!"

– 알리자 B.

"이 흥분을 여러분과 나눠야겠네요. 전 고혈압 때문에 심각했어요. 악성 고혈압 2단계였는데 약으로는 잘 다스려지지 않았죠. 우리 집안 대대로 내려오는 유전이에요. 의사 선생님 말씀이, 저는 걸어 다니는 시한폭탄 같다고 했어요. 심장마비, 뇌졸중, 동맥류가 언제 일어날지 모른다고요. 정말 무서웠죠. 매일 혈압을 체크하고 결과를 기록해서 의사 선생님과 상담을 해야 했죠. 혈압이 높으니 머리도 아프고 눈도 아프고, 여러 안 좋은 증상이 있었어요. 저는 이런 증상을 항상 잘 다뤄가면서 살아야 해요. 1년 반 된 암 생존자이거든요. 제가 이런 걸 다 이야기하는 이유는요, 오늘 아침에 스무디랑 약을 먹기 전에 혈압을 쟀는데, 정말 감사하게도 혈압이 128/89가 나왔고, 맥박은 74였기 때문이에요. 놀라운 수치이고 엄청난 변화예요. 제 운명을 바꾸고 건강을 되찾을 수 있을 것 같아요. JJ, 정말 감사해요! 건강한 음식을 먹는 건 정말 많은 걸 바꾸고 변화시킬 수 있는 것 같네요."

— 스테이시 J.

"10일 클렌즈를 막 끝냈어요. 5kg이 빠졌고 날아갈 것 같아요. 모디파이드 버전으로 그린 스무디 클렌즈를 계속할 겁니다. 더 건강한 삶을 살 수 있게 저를 이끌어준 JJ 스미스에게 감사드려요!"

— 레너 T.

"10일째, 4.5kg 빠졌고 기분도 아주 좋아요. 더 나은 인생, 건강한 삶을 위한 아주 멋진 10일간이었습니다. 여러분 모두 끝까지 잘하세요!"

– 사만드 G.

"오늘이 9일째 되는 날이고 느낌이 아주 좋아요. 전 벌써 제가 그린 스무디 클렌즈를 시작할 때 마음 먹은 것을 이뤘거든요. 체중이 4.4kg이나 줄었어요. 만약에 당신이 클렌즈를 하다가 실패했다면 다시 시작하세요. 다시 시작하면 되죠. 우리 건강해지자고요. 당신도 할 수 있어요. 계속 멋지게 할 수 있죠?"

– 티파니 D.

"오늘이 마지막 날이에요. 기분은 아주 상쾌해요. 이제 저는 생활 속에서 건강한 음식을 챙겨 먹을 준비가 되었답니다. 체중은 4kg이 줄었고, 가슴, 엉덩이, 허리 사이즈가 4인치씩 줄었어요. 2일차 이후로 운동은 하지 못했어요. 견과류를 먹어야 할 양보다 조금 더 먹었고요. 3일째 밤에는 견디지 못하고 치즈 피자를 먹고 말았어요. 하지만 저는 포기하지 않고 클렌즈를 계속했답니다. 저는 여러분이 우리 같은 사람에게 꼭 필요한 요법을 시작했다고 생각해요. 누가 등 떠민 것도 아닌데 열심히 하는 여러분에게 축복이 함께하길 바라요. 그게 대단한 거니까요."

– 튀니지 S.

"7일차에 4.5kg 빠졌어요. 제 힘으로 한 일 중에서 가장 잘한 일이에요. 꾀부리지 않고 지켜야 할 것 잘 지켜온 제가 자랑스러워요. 얼굴색이 더 밝아지고 맑아진 걸 느껴요. 오늘 아침에는 운동하러 갈 겁니다!"

– 나타샤 M.

"저는 16인치나 줄었어요. 장난 아니게 신나는데요!"

– 씨 M.

"오늘 6일째 되는 날이고 체중은 4kg 줄었어요. 이젠 무슨 일이든 할 수 있을 것 같아요. 이런 결과가 나와서 아주 좋아요. 앞으로도 계속할 거예요."

– 비버리 A.

"아주 흥분됩니다. 오늘이 4일째 되는 날이에요. 오늘 아침에 몸무게를 재보니, 제 살 4.5kg이 아예 사라져버렸네요. 10일 후가 아주 기대됩니다."

– 스테파니 S.

"3일째를 준비하고 있어요. JJ 스미스는 체중 감량에만 초점을 맞추지 말라고 했죠. 그렇지만 어쩔 수 없네요. 오늘 아침에 체중

을 쟀는데, 3.5kg이 빠졌더라고요. 기분 좋고 상쾌합니다. 더 잘 해
나갈 수 있을 것 같아요!”

– 제니스 D.

“10일! 해낼 수 있어서 정말 엄청나게 신나요! 체중이 6kg이나
줄었어요! 이 프로그램 정말 놀라워요. 전 꼭 다시 한 번 할 거예
요! 제 삶이 다시 중심을 잡았어요. 정말 너무 기분 좋아요.”

– 마이아 B.

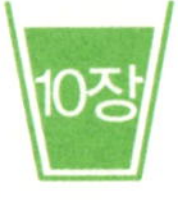

새로운 삶을 위한 10가지 제안

당신이 자신의 체중과 건강에 다시 주도권을 갖게 된 것을 축하한다. 이 책을 읽고 있다면 이미 가장 어려운 과정을 통과한 것이다. 바로 자신이 살을 빼고 건강해지겠다고 결심하는 것 말이다. 이제 당신은 길 위에 서 있다. 그 여행은 당신의 인생을 바꿀 것이다. 그건 단지 당신이 체중을 빼고 날씬해지는 것을 의미하지 않는다. 당신의 생활방식 자체가 바뀌는 과정이라는 것을 의미한다.

당신은 자신의 인생을 바꿀 수 있는 힘을 가지고 있다는 걸 잊지 마라. 꿈을 현실로 만들 수 있다는 것을 절대 잊지 마라. 하루하루가 당신 인생의 새로운 시작이다. 당신의 일상에 대해 주도권을 잡아라. 건강하고 아름다운 몸을 꿈꾸고, 그 꿈이 현실이 되는 걸 직

접 확인해보라. 당신은 자신의 몸과 인생을 지배할 힘을 가지고 있다. 그러니 열정을 갖고 살기 바란다. 인생은 한번 뿐이니까!

지금부터 당신에게 젊어 보이고 기분이 좋아지는 10가지 방법을 제안하려 한다. 내가 TV 세미나를 할 때 항상 강조하는 말이다.

1. 자기 자신을 사랑하세요. 자기애는 정말 중요하다. 스스로를 사랑하지 않고서는 다른 사람들과 진실하고 성공적인 관계를 맺을 수 없다. 마른 우물에서는 물을 길어올릴 수 없다. 자신을 사랑한다는 말은 이기적이 되라거나 제 멋대로 행동하라는 뜻이 아니다. 우리는 자신을 먼저 보살피고 나서야 다른 사람들을 보살필 수 있다는 뜻이다.

2. 스스로의 건강과 웰빙에 책임을 지세요. 건강해지고 싶다면 건강에 대해 공부하라. 당신이 활력을 갖고 기분이 좋아지길 원한다면, 우선 무엇이 필요한지 배우고 공부한 뒤, 그것을 자신의 인생에 적용해보기 바란다. 무엇을 먹어야 하는지, 운동은 얼마나 해야 하는지, 하루 종일 무엇을 생각하고 있는지 자신을 잘 관찰해야 한다.

3. 숙면을 취하세요. 잠을 자고 쉬는 동안 몸은 시스템을 재충전한다. 잠을 자는 것은 몸을 낮게 하기 위한, 가장 쉽지만 또 가장 등한시하기 쉬운 활동이다. 잠이 부족하면 당신에게서 빛나는 생기가 사라진다. 노화도 빨라진다. 붉게 충혈된 눈 밑으로 다크서클

도 달게 된다.

　4. 몸을 해독하고 클렌즈를 하세요. 우리 몸속의 독소를 제거하는 것은 젊고 기분 좋게 사는 데 매우 중요하다. 몸속이 깨끗해야 체중도 더 빨리 감량할 수 있고, 건강과 활기를 채워넣을 수 있다. 깨끗한 몸이 아름다운 몸이다!

　5. 건강한 몸이 섹시한 몸이란 걸 기억하세요. 건강한 여성의 몸은 아름다워 보인다. 당신 체형에 맞는 옷을 입고, 자신감과 나만의 스타일을 가지려면 우선 건강해야 한다.

　6. 건강한 식습관을 가지세요. 건강한 식습관은 신체를 더 젊은 상태로 만든다. 더 친자연적이고 몸에 좋은 음식을 먹어라. 기분이 좋아지는 것은 말할 것도 없고, 당신의 몸은 세포 구석구석이 깨끗해질 것이다. 피부는 나이와 상관없이 빛나 보일 것이다. 건강한 음식을 먹는 것은 당신의 '아름다움을 위한 습관'이 되어야 한다.

　7. 건강하게 나이 드는 것을 받아들이세요. 목표는 나이가 드는 과정을 멈추는 것이 아니다. 오히려 그것을 받아들이는 것이다. 건강하게 나이 든다는 것은 좋은 것이다. 당신의 나이에 맞게 건강함을 유지하는 것이니까.

　8. 라이프스타일을 바꾸도록 노력하세요. 체중을 줄이려면 변화를 위한 헌신이 필요하다. 당신의 생각과 생활방식, 마음가짐 모든 면에서 말이다. 더 나은 삶을 위해서는 늘 정보를 얻고 공부하고, 그리고 실천하기 위해 노력해야 한다.

9. 여정을 받아들이세요. 이것은 당신의 인생을 바꿀 여정이다. 살을 빼는 게 아니라 생활방식을 바꾸는 일이다. 자신에게 더 친절해져라. 자신을 더 사랑하기 바란다. 아주 작은 성공이라도 좋다. 자신을 칭찬하자. 때때로 실수하더라도 괜찮다고 생각하자. 사람이니까 그럴 수 있는 것이다. 자책하지 말고 격려하자.

10. 살고, 사랑하고, 웃으세요. 웃음은 언제나 영혼에 좋다. 열정을 가지고 살아가기 바란다. 절대 꿈을 포기하기 마라. 그리고 가장 중요한 건 사랑하는 것이다. 사랑은 절대 실패하지 않는다.

자, 이제 당신은 젊고 건강하게 살아갈 준비를 마쳤다. 당신의 성공 스토리를 다른 사람들과 나누어 그들이 건강과 행복을 되찾을 수 있게 도와주어라.

다양한 목적을 위한
그린 스무디 레시피

그린 스무디에 사용되는 부드러운 맛과 강렬한 맛을 지닌 인기 있는 잎채소를 2장에 소개해놓았다. 다음 레시피 중에서 마음에 드는 것을 골라서 소개한 잎채소를 넣으면 된다. 각 레시피에 들어갈 잎채소는 대략 2줌이다. 그린 스무디를 달게 만들고 싶으면 입맛에 맞게 스테비아를 첨가하면 된다.

가는 법: 잎채소와 함께 음료(또는 얼음)를 믹서에 넣고, 녹즙 같은 농도가 될 때까지 간다. 믹서를 멈추고 나머지 재료를 넣은 다음 부드러워질 때까지 다시 간다.

안티 에이징

복숭아 바나나 그린 스무디 Peach Banana Greens

- 잎채소 2줌
- 물 2컵
- 냉동 복숭아 1.5컵
- 바나나(껍질 벗겨서) 1개
- 해바라기씨 오일 2큰술
- 스피룰리나 2작은술

베리 코코넛 스무디 Berry Coconut

- 잎채소 2줌
- 코코넛 워터 1.5컵
- 냉동 블루베리 0.5컵
- 냉동 라즈베리 0.5컵

수박 생강 그린 스무디 Watermelon Ginger Greens

- 잎채소 2줌
- 얼음 0.5컵

- 수박 청크 4컵

- 치아씨 2큰술

- 생강 1인치(껍질 벗겨서)

바나나 아몬드 그린 스무디 Banana Nut Greens

- 잎채소 2줌

- 두유 1.5컵

- 바나나 3개(껍질 벗겨서)

- 치아씨 2큰술

단백질이 풍성한 베리 그린 스무디 Berry Protein Greens

- 잎채소 2줌
- 물 2컵
- 냉동 라즈베리 1.5컵
- 냉동 블루베리 0.25컵
- 땅콩 버터 0.25컵
- 식물성 단백질 가루 0.5컵

단백질이 풍성한 바나나 스무디 Banana Rice Protein

- 샐러리(잘게 썰어서) 2컵
- 얼음 2컵
- 캐슈넛 3분의 1컵
- 바나나(껍질 벗겨서) 3개
- 식물성 단백질 가루 0.5컵
- 스피룰리나 1큰술

체리 밀싹 스무디 Cherry Wheatgrass

- 잎채소 2줌
- 물 1컵
- 냉동 체리 1컵
- 밀싹(물 1컵에 밀싹 갈아서)
- 신선한 작은 비트 0.25개
- 치아씨 0.25컵
- 대추(씨 제거) 큰 것 4개

베리 씨앗 스무디 Berry Seeds

- 잎채소 2줌
- 물 2컵
- 냉동 블루베리 1컵
- 해바라기씨 0.5컵
- 치아씨 0.5컵
- 말린 무화과 6개
- 대추(씨 제거) 큰 것 2개
- 카카오 가루 1컵

단백질이 풍성한 너트 샐러리 스무디 Nut Celery Protein

- 잎채소 1줌
- 물 2컵
- 마카다미아 너트 0.5컵
- 밀싹(물 1컵에 밀싹 갈아서)
- 대추(씨 제거) 큰 것 4개
- 샐러리(잘게 썰어서) 1컵
- 식물성 단백질 가루 0.5컵

단백질이 풍성한 베리 호박 스무디 Berry Pumpkin Protein

- 잎채소 2줌
- 샐러리(잘게 썰어서) 0.5컵
- 물 2컵
- 호박씨 0.5컵
- 고지베리 1/4컵
- 대추(씨 제거) 큰 것 4개
- 식물성 단백질 가루 0.5컵
- 마카 가루 2큰술

단백질이 풍성한 바나나 해바라기 스무디 Banana Sunflower Protein

- 잎채소 2줌
- 물 1컵
- 해바라기씨 0.5컵
- 대추(씨 제거) 2개
- 바나나(껍질 벗겨서) 2개
- 식물성 단백질 가루 1컵
- 인삼 가루 1큰술

뷰티(건강한 머릿결, 피부, 손톱)

망고 바나나 스무디 Mango Banana

- 잎채소 2줌
- 코코넛 워터 1컵
- 바나나(껍질 벗겨서) 1개
- 냉동 망고 청크 1.5컵

파파야 레몬 스무디 Papaya Lemon

- 파슬리 1줌
- 물 2컵
- 바나나(껍질 벗겨서) 1개
- 파파야 청크 1컵
- 레몬 1개

오렌지 시금치 스무디 Orange Spinach

- 시금치 2줌
- 오렌지(껍질 벗겨서) 1개
- 키위(껍질 벗겨서) 1개

- 사과식초 1큰술

- 스테비아 1패킷

바나나 배 스무디 Banana Pear

- 잎채소 2줌

- 물 1.5컵

- 바나나(껍질 벗겨서) 1개

- 배(씨와 심 제거) 2개

- 땅콩 버터 0.3컵

사과 배 스무디 Apple Pear

- 잎채소 2줌

- 샐러리 줄기 2대(잘게 썰어서)

- 물 0.5컵

- 배(씨와 심 제거) 1개

- 사과(씨와 심 제거) 큰 것 1개

- 바나나(껍질 벗겨서) 1개

- 신선한 레몬 주스 2큰술

그린 베리 스무디 Green Berry

- 잎채소 2줌
- 물 0.5컵
- 녹차 0.5컵
- 믹스 베리 2컵
- 바나나(껍질 벗겨서) 1개

당근 사과 스무디 Carrot Apple

- 잎채소 2줌
- 샐러리 줄기 3대(잘게 썰어서)
- 물 1컵
- 비트(껍질 벗겨서 깍둑썰기) 1개
- 얼음 1컵
- 당근 2개
- 사과 1개
- 레몬(껍질 벗겨서 씨 제거) 0.5개

크랜베리 베리 스무디 Cranberry Berry

- 잎채소 2줌
- 얼음 0.5컵

- 블루베리 0.5컵

- 블랙베리 0.5컵

- 크랜베리 0.5컵

- 치아씨 가루 1큰술

오이 딸기 스무디 Cucumber Strawberry

- 잎채소 2줌

- 물 1컵

- 오이 1개

- 냉동 딸기 1컵

- 말린 무화과 4개

- 아마씨 가루 2큰술

뼈와 관절

바나나 베리 스무디 Banana Berry

- 잎채소 2줌
- 물 2컵
- 냉동 블루베리 1컵
- 바나나(껍질 벗겨서) 1개
- 치아씨 가루 2큰술

바나나 아몬드 스무디 Banana Nut

- 잎채소 2줌
- 두유 1컵
- 바나나(껍질 벗겨서) 2개
- 카카오 2큰술
- 아마씨 가루 2큰술

오렌지 아보카도 스무디 Orange Avocado

- 잎채소 2줌
- 물 1컵

- 얼음 0.5컵

- 오렌지(껍질 벗겨서) 3개

- 아보카도(껍질 벗겨서 씨 제거) 0.5컵

- 스피룰리나 2큰술

레몬 제스트 스무디 Lemon Zest

- 잎채소 2줌

- 신선한 오렌지 착즙 1.5컵

- 얼음 1컵

- 레몬 1개(껍질 그대로)

- MSM 가루 1큰술

생강 배 스무디 Ginger Pear

- 잎채소 2줌

- 두유 1컵

- 배(씨와 심 제거) 큰 것 2개

- 신선한 생강(껍질 벗겨서) 1인치

변비

비트 배 스무디 Beet Pears

- 잎채소 2줌
- 두유 1.5컵
- 배(씨와 심 제거) 큰 것 2개
- 비트(껍질 벗겨서 깍둑썰기) 0.25개

바나나 블루베리 스무디 Banana Blueberry

- 잎채소 2줌
- 물 1컵
- 배(씨와 심 제거) 1개
- 바나나(껍질 벗겨서) 1개
- 냉동 블루베리 1컵

바나나 자두 스무디 Banana Prunes

- 잎채소 2줌
- 두유 1.5컵
- 바나나(껍질 벗겨서) 2개

- 자두(씨 제거) 5개

- 배(씨와 심 제거) 1개

오렌지 망고 스무디 Orange Mango

- 잎채소 2줌

- 물 1컵

- 냉동 망고 청크 1컵

- 오렌지(껍질 벗겨서) 2개

딸기 키위 스무디 Strawberry Kiwi

- 잎채소 2줌

- 물 1컵

- 냉동 딸기 1.5컵

- 키위(껍질 벗겨서) 2개

- 아마씨 2큰술

알콜 중독 치료

레몬 라임 스무디 Lemon Lime

- 잎채소 2줌
- 얼음 0.5컵
- 신선한 오렌지 1개 착즙
- 바나나(껍질 벗겨서) 2개
- 레몬(껍질 벗겨서 씨 제거) 0.5개
- 라임(껍질 벗겨서 씨 제거) 0.5개

블랙베리 바나나 스무디 Blackberry Banana

- 잎채소 2줌
- 물 0.25컵
- 바나나(껍질 벗겨서) 1개
- 냉동 블랙베리 0.5컵
- 냉동 딸기 1컵
- 냉동 블루베리 1컵

자몽 바나나 스무디 Grapefruit Banana

- 잎채소 2줌
- 물 1컵
- 바나나(껍질 벗겨서) 1개
- 냉동 딸기 1컵
- 분홍 자몽(껍질 벗겨서 씨 제거) 1개
- 스테비아 1패킷

배 파인애플 스무디 Pear Pineapple

- 잎채소 2줌
- 얼음 1컵
- 배(씨와 심 제거) 1개
- 작은 사과(씨와 심 제거) 1개
- 파인애플 청크 2컵

망고 파인애플 스무디 Mango Pineapple

- 잎채소 2줌
- 코코넛 워터 1.5컵
- 냉동 망고 청크 1컵
- 파인애플 청크 1컵

- 라임(껍질 벗겨서 씨 제거) 1개
- 고춧가루 조금

사과 바나나 스무디 Apple Banana

- 잎채소 2줌
- 얼음 1컵
- 사과(씨와 심 제거) 2개
- 작은 바나나(껍질 벗겨서) 2개

오렌지 자두 스무디 Orange Plum

- 잎채소 2줌
- 얼음 0.5컵
- 오렌지(껍질 벗겨서) 2개
- 자두 0.5컵
- 계피가루 1작은술
- 아마씨 가루 2큰술

배 바나나 스무디 Pear Banana

- 잎채소 2줌
- 두유 1컵
- 바나나(껍질 벗겨서) 1개
- 배(씨와 심 제거) 1개
- 사과(씨와 심 제거) 1개
- 계피가루 1큰술

키위 아몬드 스무디 Kiwi Almond

- 잎채소 2줌
- 두유 1.5컵
- 바나나(껍질 벗겨서) 1개
- 키위(껍질 벗겨서) 2개
- 냉동 딸기 1컵
- 아마씨 가루 2큰술

베리 바나나 스무디 Berry Banana

- 잎채소 2줌
- 물 1컵
- 바나나(껍질 벗겨서) 1개
- 냉동 블루베리 1.5컵
- 아마씨 가루 2큰술

망고 아몬드 스무디 Mango Almond

- 잎채소 2줌
- 두유 1.5컵
- 냉동 망고 청크 0.5컵
- 냉동 딸기 1컵

망고 오렌지 스무디 Mango Orange

- 잎채소 2줌
- 물 1컵
- 냉동 망고 청크 반컵
- 레몬(껍질 벗겨서 씨 제거) 0.5개
- 오렌지(껍질 벗겨서 씨 제거) 1개
- 해바라기씨 2큰술

아보카도 그린 스무디 Avocado Greens

- 잎채소 2줌
- 얼음 1컵
- 바나나(껍질 벗겨서) 중간 크기 1개
- 냉동 딸기 2컵
- 아보카도(껍질 벗겨서) 0.25개

오렌지 베리 스무디 Orange Berry

- 잎채소 2줌
- 두유 1컵
- 오렌지(껍질 벗겨서) 작은 것 1개
- 냉동 믹스 베리 0.5컵

- 고지베리(10분간 물에 불려서) 1작은술
- 아마씨 가루 1큰술
- 식물성 단백질 가루 1큰술

에너지

딸기 포도 스무디 Strawberry Grape

- 잎채소 2줌
- 물 0.5컵
- 붉은 포도 0.5컵
- 바나나(껍질 벗겨서) 2개
- 냉동 딸기 1.5컵

박하맛 배 스무디 Minty Pears

- 잎채소 2줌
- 물 0.5컵
- 배 2개
- 생강 0.25인치(강판에 갈 것)
- 신선한 민트 잎(잘게 썰어서) 0.25컵

배 오렌지 스무디 Pear Orange

- 잎채소 2줌
- 얼음 0.5컵

- 배(씨와 심 제거) 1개

- 오렌지(껍질 벗겨서) 2개

- 아마씨 가루 1큰술

복숭아빛 망고 스무디 Peachy Mango

- 잎채소 2줌

- 물 1컵

- 냉동 복숭아 1.5컵

- 천도복숭아(껍질 벗겨서 씨와 심 제거) 2개

- 냉동 망고 청크 1컵

- 자두(씨와 심 제거) 2개

코코넛 베리 스무디 Coconut Berries

- 잎채소 2줌

- 믈 1컵

- 천도복숭아(껍질 벗겨서 씨와 심 제거) 2개

- 바나나(껍질 벗겨서) 1개

- 고지베리 0.5컵

- 코코넛(잘게 썰어서) 0.5컵

심장 건강

바나나 망고 스무디 Banana Mango

- 잎채소 2줌
- 물 2컵
- 바나나(껍질 벗겨서) 1개
- 냉동 망고 청크 0.5컵
- 스피룰리나 2작은술
- 올리브오일 2큰술

바나나 아몬드 스무디 Banana Almond

- 잎채소 2줌
- 두유 1.5컵
- 바나나(껍질 벗겨서) 3개
- 계피가루 0.5작은술

코코넛 베리 스무디 Coconut Berry

- 잎채소 2줌
- 코코넛 워터 1컵

- 냉동 블루베리 1컵

- 고지베리 0.25컵

수박 스무디 Watermelon

- 잎채소 2줌

- 수박 4컵

- 아마씨 가루 2큰술

해바라기 오렌지 스무디 Sunflower Orange

- 잎채소 2줌

- 물 1컵

- 오렌지(껍질 벗겨서) 2개

- 붉은 포도 1컵

- 아마씨 가루 2큰술

- 해바라기씨유 2큰술

아보카도 사과 스무디 Avocado Apple

- 잎채소 2줌

- 무가당 사과 주스 1컵

- 얼음 1컵

- 작은 사과(씨와 심 제거) 2개

- 아보카도(껍질 벗겨서 씨 제거) 0.5개

- 비트(껍질 벗겨서 깍둑썰기) 0.25개

복숭아 베리 스무디 Peach Berry

- 잎채소 2줌

- 물 1컵

- 냉동 복숭아 1.5컵

- 믹스 베리 1컵

- 아보카도(껍질 벗겨서 씨 제거) 0.5개

배 바나나 스무디 Pear Banana

- 잎채소 2줌

- 두유 1.5컵

- 배 2개

- 바나나(껍질 벗겨서) 1개

- 바닐라 엑기스 1작은술

면역력 증강

멜론 당근 스무디 Melon Carrot

- 잎채소 2줌
- 녹차 0.5컵
- 바나나(껍질 벗겨서) 1개
- 당근(잘게 썰어서) 1개
- 멜론(껍질 벗겨서 심 제거, 잘게 썰어서) 1개
- 스테비아 1패킷

그린 딸기 스무디 Green Strawberry

- 잎채소 2줌
- 녹차 0.5컵
- 냉동 딸기 0.5컵
- 바나나(껍질 벗겨서) 1개
- 스테비아 1패킷

딸기 오렌지 스무디 Strawberry Orange

- 잎채소 2줌
- 물 0.5컵

- 냉동 딸기 2컵
- 큰 오렌지(껍질 벗겨서 씨 제거) 1개
- 스테비아 1패킷

망고 블랙베리 스무디 Mango Blackberry

- 잎채소 2줌
- 물 1컵
- 냉동 블랙베리 0.5컵
- 냉동 라즈베리 0.5컵
- 냉동 망고 청크 1컵
- 오렌지(껍질 벗겨서) 1개
- 스테비아 1패킷

바나나 레몬 스무디 Banana Lomen

- 잎채소 2줌
- 얼음 1컵
- 바나나(껍질 벗겨서) 1개
- 청포도 0.5컵
- 레몬(껍질 벗겨서 씨 제거) 1개
- 스테비아 1패킷

아이들이 좋아하는 레시피

오렌지 살구 스무디 Orange Apricot

- 잎채소 2줌
- 물 1컵
- 오렌지(껍질 벗겨서) 2개
- 씨 없는 말린 살구 6개
- 바나나(껍질 벗겨서) 1개
- 아몬드 0.5컵
- 아몬드 버터 0.25컵

베리 바나나 스무디 Berry Banana

- 잎채소 2줌
- 물 1컵
- 큰 바나나(껍질 벗겨서) 1개
- 냉동 블루베리 1.5컵
- 아마씨 가루 0.25컵
- 스테비아 1패킷

초콜릿 너트 스무디 Chocolate Nut

- 잎채소 2줌
- 물 2컵
- 캐슈너트 0.5컵
- 생카카오 가루 0.5컵
- 큰 대추(씨 제거) 6개
- 스테비아 1패킷

초콜릿 바나나 스무디 Chocolate Banana

- 잎채소 2줌
- 물 1.5컵
- 바나나(껍질 벗겨서) 2개
- 헤즐너트 버터 1컵
- 대추(씨 제거) 큰 것 4개
- 생카카오 가루 0.25컵

블랙베리 아몬드 스무디 Blackberry Almond

- 잎채소 1줌
- 두유 2컵
- 바나나(껍질 벗겨서) 1개

- 냉동 블루베리 0.5컵

- 냉동 블랙베리 1컵

- 대추(씨 제거) 2개

베리 아몬드 스무디 Berry Almond

- 잎채소 1줌

- 두유 1.5컵

- 신선한 레몬 주스 2작은술

- 냉동 믹스 베리 2컵

- 고지베리 0.25컵

- 큰 대추(씨 제거) 6개

- 스테비아 1패킷

믹스 베리 스무디 mixed berry

- 잎채소 1줌

- 캐슈너트 밀크 1.5컵

- 냉동 믹스 베리 2.5컵

- 대추(씨 제거) 큰 것 4개

- 바닐라 엑기스 2작은술

기분 전환

베리 비트 스무디 Berry Beets

- 잎채소 2줌
- 물 1컵
- 바나나(껍질 벗겨서) 1개
- 냉동 복숭아 1.5컵
- 냉동 블루베리 1컵
- 비트 0.5개(껍질 벗겨서 깍둑썰기)
- 당근(잘게 썰어서) 1개

망고 호두 스무디 Mango Walnut

- 잎채소 2줌
- 두유 1.5컵
- 냉동 망고 청크 1.5컵
- 바나나(껍질 벗겨서) 1개
- 올리브 오일 1큰술

바나나 천도복숭아 스무디 Banana Nectarine

- 잎채소 2줌
- 물 1컵
- 바나나(껍질 벗겨서) 2개
- 천도복숭아(껍질 벗겨서 씨 제거) 1개
- 냉동 딸기 1컵
- 대추(씨 제거) 3개

믹스 베리 바나나 스무디 Mixed Berry Banana

- 잎채소 2줌
- 물 1.5컵
- 바나나(껍질 벗겨서) 1개
- 냉동 믹스 베리 2컵
- 아마씨 가루 2큰술

믹스 레드 베리 스무디 Mixed Red Berry

- 잎채소 2줌
- 물 1컵
- 붉은 사과(씨와 심 제거) 작은 것 2개
- 냉동 딸기 1컵

파파야 그린 스무디 Papaya Greens

- 잎채소 2줌
- 얼음 0.5컵
- 파파야(껍질 벗겨서 씨 제거) 1개
- 파인애플 청크 1.5컵

바나나 코코넛 스무디 Banana Coconut

- 잎채소 2줌
- 얼음 0.5컵
- 코코넛 워터 1컵
- 바나나(껍질 벗겨서) 2개
- 라임(껍질 벗겨서 씨 제거) 1개
- 코코넛(채 썰어서) 0.5컵
- 생코코넛(잘게 썰어서) 0.25컵
- 아보카도(껍질 벗겨서 씨 제거) 0.5개

아보카도 바나나 스무디 Avocado Banana

- 잎채소 2줌
- 얼음 0.5컵
- 오렌지(껍질 벗겨서) 2개

- 바나나(껍질 벗겨서) 1개

- 아보카도(껍질 벗겨서 씨 제거) 0.5개

배 바닐라 스무디 Pear Vanilla

- 잎채소 2줌

- 두유 1컵

- 얼음 0.5컵

- 사과(씨와 심 제거) 1개

- 바나나(껍질 벗겨서) 1개

- 배(씨와 심 제거) 1개

- 아마씨 가루 2큰술

- 바닐라 엑기스 1작은술

스트레스

파인애플 그린 스무디 Pineapple Greens

- 잎채소 2줌
- 물 1컵
- 파인애플 청크 2컵
- 냉동 복숭아 1컵
- 바나나(껍질 벗겨서) 1개

자몽 바나나 스무디 Grapefruit Banana

- 잎채소 2줌
- 코코넛 워터 1컵
- 분홍 자몽(껍질 벗겨서 씨 제거) 1개
- 키위(껍질 벗겨서) 2개
- 바나나(껍질 벗겨서) 1개

석류 베리 스무디 Pomegranate Berry

- 잎채소 2줌
- 석류 주스 0.5컵

- 바나나(껍질 벗겨서) 1개

- 냉동 블루베리 0.5컵

- 딸기 0.5컵

- 붉은 포도 0.5컵

사과 바나나 그린 스무디 Apple Banana Greens

- 잎채소 2줌

- 물 2컵

- 사과(씨와 심 제거) 작은 것 2개

- 바나나(껍질 벗겨서) 2개

- 배(씨와 심 제거) 1개

- 치아씨 가루 1큰술

체중 감소와 지방 연소

아보가도 그린 스무디 Abocado Greens Smoothie

- 잎채소 2줌
- 시원한 녹차 2컵
- 코코넛 밀크 0.5캔
- 레몬 1개 착즙
- 대추(씨 제거) 0.25개
- 아보카도(껍질 벗겨서 씨 제거) 0.5개
- 분홍빛 포도(껍질 벗겨서 씨 제거) 0.5개

오렌지 바나나 그린 스무디 Orange Banana Greens

- 잎채소 2줌
- 물 0.5컵
- 오렌지(껍질 벗겨서 씨 제거) 2개
- 바나나(껍질 벗겨서) 2개

베리 배 스무디 Berry Pears

- 잎채소 2줌
- 두유 1.5컵

- 냉동 믹스 베리 2컵
- 배(씨와 심 제거) 2개

바나나 베리 아몬드 스무디 Banana Berry Almond

- 잎채소 2줌
- 두유 1.5컵
- 바나나(껍질 벗겨서) 1개
- 냉동 블루베리 1컵
- 냉동 딸기 0.5컵

베리 멜론 스무디 Berry Melon

- 잎채소 2줌
- 물 1컵
- 멜론(껍질 벗겨서 심 제거, 잘게 썰어서) 1개
- 냉동 딸기 1.5컵

체리 오렌지 스무디 Cherry Orange

- 잎채소 2줌
- 두유 1.5컵

- 체리(씨 제거) 1컵

- 오렌지(껍질 벗겨서) 2개

- 치아씨 가루 1큰술

라즈베리 오렌지 스무디 Raspberry Orange

- 잎채소 2줌

- 물 0.5컵

- 오렌지(껍질 벗겨서) 2개

- 냉동 라즈베리 2컵

복숭아빛 바닐라 스무디 Peachy Vanilla

- 잎채소 2줌

- 물 1컵

- 냉동 복숭아 1.5컵

- 냉동 딸기 1컵

- 바닐라 엑기스 1작은술

망고 라임 스무디 Mango Lime

- 잎채소 2줌

- 물 1.5컵

- 오렌지(껍질 벗겨서) 1개

- 냉동 망고 청크 0.5컵

- 라임(껍질 벗겨서 씨 제거) 1개

- 스테비아 1패킷

라즈베리 그린 스무디 Raspberry Green

- 잎채소 2줌

- 물 1컵

- 바나나(껍질 벗겨서) 1개

- 냉동 라즈베리 1컵

- 아마씨 가루 2큰술

치아 배 스무디 Chia Pear

- 잎채소 2줌

- 물 1.5컵

- 바나나(껍질 벗겨서) 1개

- 배 2개

- 치아씨 가루 2큰술

파인애플 오렌지 그린 스무디 Pineapple Orange Greens

- 잎채소 2줌
- 얼음 1컵
- 파인애플 청크 1컵
- 오렌지(껍질 벗겨서) 2개

수박 그린 스무디 Watermelon Greens

- 잎채소 2줌
- 얼음 1컵
- 수박 2컵
- 아마씨 가루 1큰술

포도 파인애플 스무디 Grapefruit Pineapple

- 잎채소 2줌
- 코코넛 워터 0.5컵
- 얼음 0.5컵
- 파인애플 청크 1컵
- 붉은 포도 1컵

기타 다양한 스무디

완벽한 한 끼 식사용 스무디 The Complete Meal Smoothie

- 잎채소 2줌
- 두유 1컵
- 물 0.5컵
- 냉동 블루베리(또는 믹스 베리) 1컵
- 플레인 요구르트 2큰술
- 아마씨 가루 1큰술
- 스테비아 1g(단맛이 강하므로 입맛에 맞게 적당히 넣어야 함)

바나나 치아 스무디 Banana Chia Smoothie

- 잎채소 2줌
- 물 0.5컵(또는 조각얼음)
- 바나나(껍질 벗겨서) 1개
- 라즈베리 1컵(냉장 또는 냉동)
- 치아씨 2큰술(10분간 물에 불린 후 사용)

코코넛 복숭아 스무디 Coconut Peach Smoothie

- 잎채소 2줌
- 코코넛 워터 1컵
- 냉동 포도 2컵
- 복숭아(씨 제거) 2개

시금치 스무디 Tropical Spinach Smoothie

- 시금치 2줌
- 물 2컵
- 파인애플 청크 1컵
- 냉동 망고 청크 1컵
- 바나나(껍질 벗겨서) 2개

초콜릿 체리 스무디 Chocolate Cherry Smoothie

- 잎채소 2줌
- 두유 2컵
- 체리(씨 제거) 2컵
- 바나나(껍질 벗겨서) 2개
- 계피가루 1작은술
- 카카오 가루 3큰술

오렌지 베리 시금치 스무디 Orange Berry Spinach Smoothie

- 시금치 2줌
- 얼음 1컵
- 오렌지(껍질 벗기고 한 쪽씩 떼어서 준비) 큰 것 1개
- 바나나(덩어리로 잘라서) 큰 것 0.5개
- 냉동 딸기 큰 것 6개
- 플레인 요구르트 0.3컵

생강 그린 스무디 Ginger Green Smoothie

- 잎채소 2줌
- 물 2컵
- 바나나(껍질 벗기고 덩어리로 잘라서) 1개
- 오렌지(껍질 벗기고 한 쪽씩 떼어서 준비) 1개
- 사과(씨와 심 제거) 0.5개
- 레몬(껍질 벗겨서 씨 제거) 0.5개
- 신선한 생강(껍질 벗겨서 저며서 준비) 0.5인치

코코넛 망고 시금치 스무디 Coconut Mango Spinach Smoothie

- 시금치 2줌
- 물 1.5컵

- 냉동 코코넛 밀크(냉동 코코넛 워터) 200mL

- 냉동 망고 1컵

- 스테비아 1패킷

- 마 가루 1큰술

블루베리 스무디 Blueberry Bliss Smoothie

- 잎채소 2줌

- 물 2컵

- 냉동 블루베리 1컵

- 바나나(껍질 벗겨서) 1개

체리 스무디 Cherry Smoothie

- 잎채소 2줌

- 코코넛 밀크 1컵(칼로리를 줄이려면 물로 대체)

- 두유 1컵

- 체리 2컵

- 건포도 0.5컵

- 귀리 1컵(스무디 먹을 때 씹힘)

바나나 복숭아 케일 스무디 Banana Peach Kale Smoothie

- 잎채소 2줌
- 물 1.5컵
- 아몬드 밀크 1컵
- 냉동 복숭아 1컵
- 바나나(껍질 벗겨서) 1개
- 귀리 1컵
- 말린 살구 0.25컵(또는 말린 과일 아무거나)
- 아몬드 0.25컵(잘 갈리는 믹서가 없으면 아몬드 가루 사용)

청정한 고단백 레시피

6장에서 클렌즈를 한 후 체중 감소를 도와줄 청정한 고단백 식사에 대해 살펴보았다. 여기에 소개하는 레시피는 내가 제일 좋아하는 깨끗하고, 건강하고 맛있는 것들이다.

매콤한 라임 고수 드레싱을 곁들인 구운 연어

- 연어(껍질 제거) 450g
- 고추(씨를 제거하고 얇고 길게 채 썬) 1개
- 신선한 라임주스 0.3컵
- 세로로 자른 양파 2개
- 다진 신선한 고수 1컵
- 카놀라유 1작은술
- 천일염 0.5작은술

1. 오븐을 180℃로 예열한다.
2. 고추, 라임주스, 양파, 고수, 카놀라유, 천일염을 믹서에 넣고 걸쭉하게 간다.
3. 연어를 크기에 딱 맞는 접시에 올린다. 믹서에 간 소스를 연어 양쪽 면에 묻힌다.
4. 뚜껑을 덮지 않고 속까지 원하는 굽기로 구워질 때까지 굽는다. 연어의 두께에 따라 20~25분 정도 걸린다.
5. 연어 덩어리를 잘라서 각 조각마다 소스를 올려 접시에 낸다.

아몬드 크러스트 구운 치킨

- 닭가슴살 중간 크기 3조각
- 달걀흰자 2개
- 아몬드 1컵
- 파르메산 치즈 0.25컵
- 타임 1작은술
- 오레가노 2작은술
- 천일염 1작은술

1. 오븐을 180℃로 예열한다.
2. 아몬드, 오레가노, 파르메산 치즈, 천일염, 타임을 믹서에 넣고 곱게 간다.
3. 닭가슴살은 접시에 담고, 달걀흰자는 얕은 그릇에 넣고, 믹서에 간 아몬드 혼합물을 다른 접시에 둔다.
4. 닭가슴살 조각을 달걀흰자에 굴린 후 아몬드 혼합물을 잘 묻혀 베이킹 시트 위에 올린다.
5. 오븐에 넣고 30분간 굽는다.

레몬 소스를 올린 가리비

- 깨끗한 가리비 700g
- 신선한 파슬리 잎 0.25컵
- 신선한 레몬주스 2큰술
- 엑스트라 버진 올리브유 0.25컵
- 다진 마늘 1쪽
- 천일염 0.5작은술
- 후춧가루 0.25작은술

1. 레몬주스, 파슬리, 마늘, 천일염, 후추를 작은 그릇에 담는다.

2. 섞은 재료에 올리브유를 넣고 휘젓는다.

3. 프라이팬에 쿠킹 스프레이를 뿌리고 중간불로 달군다.

4. 천일염과 후추를 가리비에 뿌리고 프라이팬에 올려 양쪽 면을 각
   각 2~3분간 익힌다.

5. 소스를 가리비 위에 올려 접시에 낸다.

구운 레몬 치킨

- 닭가슴살 1.25kg

- 엑스트라 버진 올리브유 2큰술

- 다진 바질 2큰술

- 신선한 레몬주스 0.25컵

1. 닭가슴살, 바질, 레몬주스, 올리브유를 큰 그릇에 넣고 잘 섞는다.

2. 냉장고에 넣고 2시간 동안 숙성시킨다.

3. 220℃에서 50~60분간 구워 낸다.

버섯 스테이크

- 지방을 제거한 최고급 허리살 스테이크 4조각 150g
- 깨끗하게 다듬은 후 0.5cm 길이로 자른 버섯 450g
- 올리브유 1큰술
- 저염 소고기 육수 0.5컵
- 저염 간장 1작은술
- 천일염 0.5작은술
- 후춧가루 0.5작은술
- 마늘 4쪽
- 신선한 다진 타임 1큰술

1. 큰 프라이팬에 올리브유를 넣고 중상불에서 달군다.
2. 스테이크의 양면을 천일염과 후추로 양념한다.
3. 프라이팬에 스테이크를 넣고 잘 익을 때까지 익히고 (양면을 3~5분씩) 5분간 식힌다.
4. 프라이팬을 중간 불에 올리고 마늘을 더해 30초간 저으면서 익힌다.
5. 버섯과 타임을 더한다. 버섯이 부드러워질 때까지 3~5분간 저으면서 익힌다.

6. 소고기 육수와 간장을 넣고 바닥에 눌어붙지 않게 프라이팬을 주
   걱으로 잘 젓는다.

7. 종종 저으면서 소스가 줄아들 때까지 1~2분간 익힌다.

8. 스테이크에 버섯을 고르게 올려 낸다.

9. 남은 타임 가지로 장식한다.

비네그레트 소스를 올린 구운 가리비

- 가리비 450g
- 두유 0.7컵
- 올리브유 6작은술
- 냉동 혹은 생완두콩 2컵
- 씻고 얇게 썬 파 2개
- 천일염(절반으로 나눌 것) 0.25작은술
- 신선한 타임 잎 1작은술
- 신선한 레몬주스 1작은술
- 화이트와인 식초 2작은술
- 간 민트 1작은술
- 꿀 0.5작은술

1. 프라이팬을 중저불에 달구고 1작은술의 올리브유를 넣어 코팅한다.
2. 파와 10.5작은술의 소금을 넣고 파가 익어 갈색으로 변할 때까지 저으며 익힌다.
3. 타임, 완두콩, 두유를 넣는다. 불을 중불로 올려 완두콩이 충분히 익을 때까지 5분 정도 저으며 익힌다. 그 후 불을 끈다.

4. 3번의 내용물을 믹서에 넣고 곱게 간다. 조금 묽게 하려면 두유를 조금 추가한다.

5. 큰 프라이팬을 중불에 올리고 1작은술의 올리브유를 넣어 코팅한다.

6. 가리비를 넣는다. 각각을 떼어놓아 김이 나는 것을 방지한다. 가리비가 노릇노릇해지고 약간 단단해질 때까지 양면을 약 3분씩 굽는다. 가리비를 접시에 낸다.

7. 작은 그릇에 남은 4작은술의 올리브유와 레몬주스와 식초, 1작은술의 물, 민트, 꿀, 남은 천일염을 넣고 휘젓는다.

8. 접시에 완두콩 퓨레를 올리고 그 위에 가리비를 올린다.

9. 가리비 위에 비네그레트 소스를 올려 낸다.

구운 넙치

- 가시를 제거한 넙치 필레 2조각 150g
- 엑스트라 버진 올리브유 1작은술
- 간 마늘 1쪽
- 레몬 껍질 2작은술
- 레몬 즙 0.5개
- 잘게 썬 파슬리 1큰술
- 천일염 약간
- 후춧가루 약간

1. 오븐을 200℃로 예열한다.
2. 커다란 베이킹 접시에 껍질을 아래로 향하게 넙치를 놓고 올리브유를 뿌린다.
3. 마늘, 레몬껍질, 2큰술의 레몬 즙과 파슬리를 고르게 올린다. 천일염과 후춧가루로 간을 한다.
4. 껍질이 바삭해질 때까지 12~15분간 굽는다.
5. 남은 레몬 즙을 뿌려서 낸다.

콜라드를 곁들인 칠면조 소시지

- 칠리 파우더 0.5작은술
- 파프리카 0.5작은술
- 천일염 0.25작은술
- 후춧가루와 카옌페퍼 0.1작은술
- 얇게 썬 중간 크기 양파 3개
- 엑스트라 버진 올리브유 1큰술
- 껍질을 제거한 저지방 칠면조 소시지 2개
- 줄기를 제거하고 썬 콜라드 400g

1. 작은 그릇에 칠리 파우더, 파프리카, 소금, 후춧가루, 카옌페퍼를 넣고 섞는다.
2. 큰 팬에 2작은술의 올리브유를 넣고 중상불로 달군다.
3. 양파를 넣고 자주 저으며 3분간 부드러워질 때까지 익힌다.
4. 남은 올리브유를 팬에 넣고 달군다. 소시지를 넣고 나무주걱으로 고기를 으깨가며 3분간 익힌다.
5. 남은 양념과 콜라드를 팬에 넣고 젓는다. 뚜껑을 덮고 2분간 익힌다.
6. 뚜껑을 제거하고 2분간 저으며 익힌다.
7. 양파를 다시 팬에 넣고 데워질 때까지 1분간 저으며 익힌다.

글레이즈드 연어

- 연어 필레 4조각
- 타마리 간장 0.25컵
- 꿀 2큰술
- 현미식초 1큰술
- 간 생강 1큰술
- 카옌페퍼 0.25작은술
- 후춧가루 0.1작은술

1. 큰 그릇에 간장, 꿀, 식초, 생강, 카옌페퍼, 후춧가루를 넣고 섞는다.
2. 연어를 넣고 2분간 숙성시킨다.
3. 그릴을 예열하고 연어를 올려 껍질이 바삭해질 때까지 8~10분간 익혀 낸다.

참치 샐러드

- 참치 통조림 3캔
- 플레인 요구르트 0.5컵
- 레몬 주스 2작은술
- 당근(갈아서) 1개
- 완숙 달걀 1개
- 작은 토마토 1개
- 작은 양파(다져서) 0.5개
- 건조 파슬리 1작은술
- 머스터드 소스 0.25작은술
- 마늘 가루 0.5작은술
- 올리고당(혹은 물엿) 1작은술
- 천일염 약간
- 후춧가루 약간

모든 재료를 샐러드 볼에 담고 섞어 낸다.

10-Day 그린 스무디

| 펴낸날 | 초판 1쇄 | 2015년 5월 11일 |
| | 초판 5쇄 | 2017년 6월 1일 |

지은이	JJ 스미스
옮긴이	손유나
펴낸이	심만수
펴낸곳	(주)살림출판사
출판등록	1989년 11월 1일 제9-210호

주소	경기도 파주시 광인사길 30
전화	031-955-1350　　팩스　031-624-1356
홈페이지	http://www.sallimbooks.com
이메일	book@sallimbooks.com

| ISBN | 978-89-522-3125-3　13510 |

※ 값은 뒤표지에 있습니다.
※ 잘못 만들어진 책은 구입하신 서점에서 바꾸어 드립니다.

이 도서의 국립중앙도서관 출판시도서목록(CIP)은 서지정보유통지원시스템 홈페이지
(http://seoji.nl.go.kr)와 국가자료공동목록시스템(http://www.nl.go.kr/kolisnet)에서
이용하실 수 있습니다.(CIP제어번호: CIP2015011536)